Die Kunst van Stadige Gaarmaak

Heerlike en Gesonde Geregte vir die Stadige Kooker

Sarah Botha

Inhoud

Hoendernoedels, Slow Cooker

INHOUD

- 2 teelepels hoenderbouillon in korrels of aftreksel
- 1 eetlepel gekapte vars pietersielie
- 3/4 teelepel pluimvee geurmiddels
- 1/3 koppie. blokkies gesnyde Kanadese spek of gerookte ham
- 2 tot 3 wortels in dun skywe gesny
- 2 selderyribbetjies in dun skywe gesny
- 1 klein ui in dun skywe gesny
- 1/4 koppie. Hierdie een
- 1 diepgebraaide hoender (sowat 3 pond), gekap
- 1 (10 3/4 oz.) gekondenseerde cheddarkaassop
- 1 eetlepel alledaagse meel
- 1 (16 oz.) pakkie. groot eiernoedels, gaar en gedreineer
- 2 eetlepels gesnyde piment
- 2 eetlepels gerasperde Parmesaankaas

VOORBEREIDING

1. Meng hoenderbouillon of aftreksel, gekapte pietersielie en hoendergeursel in 'n klein bakkie; los dit eenkant.

2. Plaas die Kanadese spek of ham, wortels, seldery en ui in die stadige kookplaat. Voeg water by.

3. Verwyder die vel en oortollige vet van die hoender; spoel en droog. Plaas die helfte van die hoender in die stadige kookplaat. Sprinkel die helfte van die aparte speserymengsel oor. Bedek met die oorblywende hoender en sprinkel die oorblywende speserymengsel oor.

4. Meng die sop en meel en giet oor die hoender; Moenie meng nie.

5. Bedek en kook vir 3 tot 3 1/2 uur op HOOG of 6 tot 8 uur op Lae, of totdat hoender sag is en hoendersappe helder is.

6. Plaas warm gaar noedels in 'n 2- tot 2 1/2-kwart hoenderbestande opdienskottel. Rangskik die hoender oor die noedels. Roer die sopmengsel en groente in die pot tot gemeng. Skep groente en bietjie vloeistof oor die hoender. Sprinkel gesnyde paprika en Parmesaankaas oor.

7. Bak 4 tot 6 duim van hittebron af vir 5 tot 8 minute of tot ligbruin.

8. As jy wil, versier met 'n takkie pietersielie.

9. Die Alpynse hoenderresep is vir 4 tot 6 mense.

Ui Hoender

INHOUD

- 4 groot uie in dun skywe gesny
- 5 knoffelhuisies, fyngemaak
- 1/4 koppie suurlemoensap
- 1 teelepel sout
- 1/4 teelepel rooipeper (of meer as jy wil)
- 4 tot 6 bevrore, ontbeende hoenderborsies, nie nodig om te ontdooi nie
- warm gekookte rys

VOORBEREIDING

1. Plaas alle bestanddele behalwe rys in Crock Pot. Meng goed. Kook op LOW vir 4 tot 6 uur of tot hoender gaar en nog sag is.

2. Sit voor saam met rys.

Hoender frikkadelle met pietersielie

INHOUD

- 4 tot 6 hoenderborsiehelftes sonder vel
- 1 stuk sout, swartpeper, droë tiemie, marjolein en rooipeper
- 1 groot ui, in skywe gesny, verdeel
- 2 preie in skywe gesny
- 4 wortels, in groterige stukke gesny
- 1 knoffelhuisie, fyngemaak
- 1 glas hoenderaftreksel
- 1 eetlepel mieliestysel
- 1 blik (10 3/4 onse) gekondenseerde room van hoendersop
- 1/2 glas droë witwyn
- Frikkadel
- 1 koppie Bisquick
- 8 eetlepels melk
- 1 teelepel droë pietersielieblare
- 'n knippie sout
- Chili peper
- kort soetrissie

VOORBEREIDING

1. Sprinkel die hoender met sout, peper, tiemie, marjolein en paprika. Sit 'n halwe ui, prei en wortel onder in die oondbak. Smeer die hoender oor die groente. Sprinkel die gekapte knoffel oor die hoender en voeg dan die oorblywende uiskywe by. Los 1 eetlepel mieliestysel op in 1 koppie hoenderaftreksel, meng dan met room van hoendersop en wyn. Kook op HOOG vir sowat 3 uur of op LAAG vir sowat 6 uur (as jy op LAAG kook, skakel HOOG aan wanneer die frikkadelle bygevoeg word).

2. Die hoender moet sag wees, maar nie droog nie.

3. Frikkadelle: Meng 1 koppie beskuitjies, sowat 8 eetlepels melk, pietersielie, sout, swartpeper en paprika; Vorm in balletjies en plaas bo-op hoendermengsel gedurende die laaste 35 tot 45 minute van gaarmaak.

4. Vir 4 tot 6 mense.

Hoender met pêrel uie en sampioene

INHOUD

• 4 tot 6 hoenderborsiehelftes sonder been, in 1-duim-stukke gesny

• 1 blik (10 3/4 onse) room van hoender of room van hoender en sampioen sop

• 8 onse gesnyde sampioene

• 1 sak (16 onse) bevrore pêrel-uie

• peper en sout na smaak

• gekapte pietersielie vir garnering

VOORBEREIDING

1. Was en droog die hoender. Sny in ongeveer 1/2- tot 1-duim-stukke en plaas in 'n groot bak. Voeg sous, sampioene en uie by; meng om te kombineer. Spuit die slowcooker met kooksproei.

2. Gooi die hoendermengsel in ’n oondbak en geur met sout en peper.

3. Bring tot prut en kook op LAAG vir 6 tot 8 uur, roer so halfpad deur die kooktyd indien moontlik.

4. As jy wil, garneer met vars gekapte pietersielie en bedien met warm gekookte rys of aartappels.

5. Vir 4 tot 6 mense.

Hoender met pynappel

INHOUD

- 1 tot 1 1/2 pond hoendervleis, in 1-duim-stukke gesny
- 2/3 koppie pynappelkonfyt
- 1 eetlepel plus 1 teelepel teriyaki sous
- Dun skywe gesny 2 knoffelhuisies
- 1 eetlepel gedroogde gekapte ui (of 1 bossie vars sprietuie, gekap)
- 1 eetlepel suurlemoensap
- 1/2 teelepel gemaalde gemmer
- warm rooi soetrissie na smaak
- 1 pakkie (10 onse) suiker-ertjies, ontdooi

VOORBEREIDING

1. Plaas die hoenderstukke in 'n slow cooker/crock pot.

2. Meng konfyt, teriyaki-sous, knoffel, ui, suurlemoensap, gemmer en paprika; meng goed. Skep oor die hoender.

3. Bedek en kook op lae hitte vir 6 tot 7 uur. Voeg die ertjies in die laaste 30 minute by.

4. Diens 4.

Kasserol met hoender en rys

INHOUD

- 4 tot 6 groot, ontbeende, vel-op hoenderborsies
- 1 boks room van hoendersop
- 1 boks room van seldery sop
- 1 boks room sampioensop
- 1/2 koppie gekapte seldery
- 1 tot 1 1/2 koppies gaar rys

VOORBEREIDING

1. Meng 3 blikkies sop en rys in 'n stadige kookplaat. Sit die hoender op die mengsel en voeg die gekapte seldery by. Kook vir 3 uur by die hoogste temperatuur of sowat 6-7 uur by 'n lae temperatuur.

2.4 Vir 4 tot 6 porsies.

pittige hoender

INHOUD

- 6 ontbeende hoenderborsieshelftes, in 1-duim-stukke gesny
- 1 koppie gekapte ui
- 1 koppie gekapte paprika
- 2 knoffelhuisies
- 2 eetlepels. groente olie
- 2 blikkies Mexikaanse gaar tamaties (sowat 15 onse elk)
- 1 blikkie warm boontjies
- 2/3 koppie picante sous
- 1 teelepel. Russie poeier
- 1 teelepel. Kim
- 1/2 teelepel. Sout

VOORBEREIDING

1. Soteer hoender, ui, peper, knoffel in groente-olie totdat die groente verlep. Plaas oor na stadige kookplaat; Voeg die oorblywende bestanddele by. Bedek en kook op LAAG vir 4 tot 6 uur. Bedien met rys.

2,4 tot 6 persone.

Chinese hoender en groente

INHOUD

- 1 tot 1 1/2 pond ontbeende hoenderborsie
- 2 koppies grofgekapte kool
- 1 middelslag ui, in groot stukke gesny
- 1 medium rooi soetrissie, in groterige stukke gesny
- 1 pakkie Kikkoman-geursel vir hoenderslaai
- 1 eetlepel rooiwynasyn
- 2 teelepels heuning
- 1 eetlepel sojasous
- 1 koppie bevrore gemengde oosterse groente
- 2 eetlepels mieliestysel
- 1 eetlepel koue water

VOORBEREIDING

1. Sny die hoender in 1 1/2 duim stukke. Plaas eerste 8 bestanddele in slowcooker; meng goed. Bedek en kook oor lae hitte vir 5 tot 7 uur. Meng mieliestysel en koue water; Voeg die groente by en kook vir nog 30 tot 45 minute totdat die groente sag is.

2,4 tot 6 persone.

Cornish Game hoenders met rys

INHOUD

- 2 Cornish wildsvleis
- 1/2 koppie hoenderaftreksel
- Sout en suurlemoenpeper na smaak
- warm gekookte rys

VOORBEREIDING

1. Plaas die Cornish-hoender in die stadige kookplaat (indien jy verkies, verbruin die hoender eers in 'n liggies-geoliede pan). Voeg die hoenderbouillon by. Sprinkel die hoender met sout en suurlemoenpeper. Kook op LAAG vir 7 tot 9 uur. Verwyder hoender en maer vet; Verdik die sap met 'n mengsel van 1 1/2 eetlepels mieliestysel en 1 eetlepel koue water. Sit voor met warm gekookte rys. vir 2 mense.

Cornish hoender met rosyntjiesous

INHOUD

- 1 pakkie (6 onse) vulselmengsel voorberei soos aangedui
- 4 Cornish wild
- sout en peper
- .
- Druiwesous
- 1 fles (10 onse) aalbessiejellie
- 1/2 koppie rosyne
- 1/4 koppie botter
- 1 eetlepel suurlemoensap
- 1/4 teelepel wonderpeper

VOORBEREIDING

1. Vul die hoenders met die voorbereide vulsel; strooi sout en peper oor. Plaas 'n plaat metaal of 'n opgefrommelde stuk kleefplastiek in die stadige kookplaat om te keer dat die hoender in die sappe week. As jy 'n diep, smal pot gebruik, plaas die Cornish hoenders se nek. Meng die jellie, rosyne, botter,

suurlemoensap en wonderpeper in 'n 1-liter pot. Kook oor lae hitte, terwyl jy roer, tot deurwarm en kook. Smeer van die sous oor die hoender in die pot.

2. Verkoel die oorblywende sous tot opdiening. Bedek en kook op LOW vir 5 tot 7 uur, druk een keer sowat 'n uur voor kook. Bring die oorblywende sous tot kookpunt en skep dit oor die hoender wanneer dit bedien word.

Vir 3,4 porsies.

Country Captain Hoenderbors

INHOUD

- 2 medium Granny Smith-appels, sonder skil en blokkies (ongeskil)
- 1/4 koppie fyngekapte ui
- 1 klein groen soetrissie, skoongemaak van pitte en fyn gekap
- 3 knoffelhuisies, fyngemaak
- 2 eetlepels rosyne of korente
- 2 tot 3 teelepels kerriepoeier
- 1 teelepel gemaalde gemmer
- 1/4 teelepel gemaalde paprika of na smaak
- 1 blikkie (sowat 14 1/2 oz.) tamaties in blokkies gesny
- 6 ontbeende, vellose hoenderborsies
- 1/2 koppie hoenderaftreksel
- 1 koppie verwerkte langkorrelige wit rys
- 1 pond medium tot groot garnale, dop en devein, ongekook, soos verlang
- 1/3 koppie gerasperde amandels
- kosher sout
- Gekapte pietersielie

VOORBEREIDING

1. Meng gekapte appel, ui, peper, knoffel, goue rosyne of korente, kerriepoeier, gemmer en gemaalde peper in 'n 4- tot 6-liter stadige kookplaat; meng die tamaties.

2. Lê die hoender bo-op die tamatiemengsel sodat die stukke effens oorvleuel. Gooi die hoenderaftreksel oor die hoenderborsiehelftes. Bedek en kook op LAAG totdat die hoender sag is wanneer dit met 'n vurk deurboor word, sowat 4 tot 6 uur.

3. Verwyder die hoender na 'n warm bord, bedek losweg en hou warm in die oond of warmlaai by 200°F.

4. Meng die rys by die kookvloeistof. Verhoog hitte tot hoog; Bedek en kook, roer een of twee keer, totdat die rys amper sag is, sowat 35 minute. Roer garnale by, indien gebruik; bedek en kook vir nog sowat 15 minute totdat die middel van die garnale ondeursigtig is; Sny om te toets.

5. Braai intussen die amandels in 'n klein kleefvrye pan oor matige hitte, roer af en toe, tot goudbruin. Los dit eenkant.

6. Sout die rysmengsel voor opdiening. Gooi op warm opdienbord; Rangskik die hoender bo-op. Sprinkel pietersielie en amandels oor.

Hoender en sampioene in die agterplaas

INHOUD

- 1 fles boeresous
- 4 tot 6 hoenderborsies
- 8 onse gesnyde sampioene
- peper en sout na smaak

VOORBEREIDING

1. Kombineer alle bestanddele; Bedek en kook oor lae hitte vir 6 tot 7 uur. Sit voor saam met rys of noedels.

2,4 tot 6 persone.

Country Club Hoender

INHOUD

- 5 appels, geskil, ontpit en gekap
- 6 tot 8 groen uie, in skywe gesny
- 1 lb hoenderboudjies, sonder been, vel verwyder, alle vet verwyder, in 2-duim blokkies gesny
- 6 tot 8 onse gesnyde Switserse kaas
- 1 blik (10 1/2 onse) room hoendersop goed gemeng met 1/4 koppie melk
- 1 blik (6 onse) Pepperidge Farm Appel Rosyntjie Vulsel of gebruik jou gunsteling vulselmengsel
- 1/4 koppie gesmelte botter
- 3/4 koppie appelsap

VOORBEREIDING

1. Plaas die bestanddele in dieselfde volgorde as hierbo in 'n 3-1/2 tot 5 liter stadige kookplaat. Gooi die sopmengsel oor die

kaaslaag, bedek met botter en drup laastens die appelsap oor, sorg dat die vloeistof die hele brood deurweek.

2. Bedek en kook vir 1 uur op HOOG en nog 4 tot 5 uur op LAAG.

3. Rose-Marie se nota:

4. Ons het dit geëet sonder om iets te doen, maar ek beveel aan dat jy dit saam met gewone rys bedien, want dit is 'n wonderlike sous, en die binnevysel is verlore in die gereg.

hoender met bosbessie

INHOUD

- 4 tot 6 beenlose, vellose hoenderborsieshelftes
- 1 blikkie heel bosbessiesous
- 2/3 koppie brandrissiesous
- 2 eetlepels appelasyn
- 2 eetlepels bruinsuiker
- 1 pakkie droë (Lipton) uiesopmengsel

VOORBEREIDING

1. Plaas die hoenderborsies in die slow cooker/crock pot. Kombineer res van bestanddele; Voeg hoender by slow cooker/crock pot, bedek goed. Bedek en kook oor lae hitte vir 6 tot 8 uur.

2,4 tot 6 persone.

Hoender met cranberry II

INHOUD

- 2 kg ontbeende, vellose hoenderborsie
- 1/2 koppie gekapte ui
- 2 teelepels groente-olie
- 2 teelepels sout
- 1/2 teelepel gemaalde kaneel
- 1/4 teelepel gemaalde gemmer
- 1/8 teelepel gemaalde klapper
- rasper gemaalde piment
- 1 glas lemoensap
- 2 teelepels fyn gerasperde lemoenskil
- 2 koppies vars of bevrore bosbessies
- 1/4 koppie bruinsuiker

VOORBEREIDING

1. Braai die stukkies hoender en ui in olie; strooi sout oor.
2. Voeg gebraaide hoender, ui en ander bestanddele by die pot.
3. Bedek en kook op LAAG vir 5 1/2 tot 7 uur.

4. Indien verkies, naby die einde van kook, verdik die sap met 'n mengsel van ongeveer 2 eetlepels mieliestysel gemeng met 2 eetlepels koue water.

Hoender met roomkaas

INHOUD

- 3 tot 3 1/2 kilos hoenderstukke
- 2 eetlepels gesmelte botter
- peper en sout na smaak
- 2 eetlepels droë Italiaanse slaaisous
- 1 blik (10 3/4 onse) room sampioensop
- 8 onse roomkaas, in blokkies gesny
- 1/2 glas droë witwyn
- 1 eetlepel gekapte ui

VOORBEREIDING

1. Smeer die hoender met botter en sprinkel sout en peper oor. Sprinkel die stadig-gekookte en droë sousmengsel bo-oor.

2. Bedek en prut oor lae hitte vir 6 tot 7 uur of tot die hoender sag en gaar is.

3. Meng die sop, roomkaas, wyn en ui in 'n klein potjie sowat 45 minute voor kook. Kook tot glad en borrelend.

4. Giet oor die hoender, bedek en kook vir nog 30 tot 45 minute.

5. Bedien die hoender saam met die sous.

6. Vir 4 tot 6 mense.

Romerige hoender en artisjokke

INHOUD

- 2 tot 3 koppies gaar blokkies hoender
- 2 koppies bevrore artisjokkwarte of 1 blik (sowat 15 onse), gedreineer
- 2 onse gekapte wonderpeper, gedreineer
- 1 fles (16 onse) Alfredo-sous
- 1 teelepel hoender of sous
- 1/2 teelepel gedroogde basiliekruid
- 1/2 teelepel knoffel in korrels of poeier
- 1 teelepel gedroogde pietersielie, soos verlang
- peper en sout na smaak
- 8 onse spaghetti, gaar en gedreineer, indien verlang

VOORBEREIDING

1. Ek kook 'n halwe kilogram hoenderfilet in water met 'n bietjie suurlemoen en knoffel, maar jy kan ook gekookte hoenderborsie of oorskiethoender gebruik. Meng al die bestanddele in 'n pot; Bedek en kook oor lae hitte vir 4 tot 6 uur. Roer warm gekookte

pasta by of gebruik as sous vir rys of pasta. Hierdie stadige oond hoender en artisjok resep bedien 4 tot 6 mense.

Romerige Italiaanse Hoender

INHOUD

- 4 ontbeende en vellose hoenderborsies
- 1 koevert Italiaanse slaaisousmengsel
- 1/3 glas water
- 1 pakkie (8 oz.) roomkaas, saggemaak
- 1 blik (10 3/4 oz.) gekondenseerde room van hoenderbouillon, onverdunde
- 1 blik (4 oz.) sampioenstingels en -stukke, gedreineer
- Warm gekookte rys of noedels

VOORBEREIDING

1. Plaas die hoenderborsieshelftes in die stadige kookplaat. Meng slaaisousmengsel en water; Gooi oor die hoender. Bedek en kook op LOW vir 3 uur. In 'n klein mengbak, klits roomkaas en sop tot gemeng. Meng die sampioene. Gooi die roomkaasmengsel oor die hoender. Kook 1 tot 3 uur langer of totdat hoendersap helder is. Sit die Italiaanse hoender voor met rys of warm noedels.

2. Diens 4.

Kreoolse hoender

INHOUD

• 1 geroosterde hoender, in blokkies gesny, sowat 3 kilogram hoenderstukke

• 1 groenrissie, gekap

• 6 koppe sprietuie, sowat 1 bossie gekap

• 1 blik (14,5 onse) tamaties, ongedreineer, gekap

• 1 blikkie (6 onse) tamatiepasta

• 4 onse gekookte ham in blokkies gesny

• 1 teelepel sout

• 'n Paar druppels soetrissiesous in 'n bottel, soos Tabasco

• 1/2 pond gesnyde gerookte wors, andouille, kielbasa, ens.

• 3 koppies gaar rys

VOORBEREIDING

1. Meng hoender, soetrissies, uie, tamaties, tamatiepasta, ham, sout en pepersous in 'n stadige kookplaat.

2. Bedek en kook op lae hitte vir 6 uur. Draai die reguleerder na hoog en voeg die wors en gaar rys by. Bedek en kook vir nog 20 minute op hoë hitte.

Worsbroodjie Creoolse Hoender

INHOUD

- 1 1/2 kilo ontbeende hoenderboudjies, in stukke gesny
- 12 ons gerookte andouillewors, in 1- tot 2-duim-stukke gesny
- 1 koppie gekapte ui
- 3/4 koppie hoenderaftreksel of water
- 1 blikkie (14,5 onse) tamaties in blokkies gesny
- 1 blikkie (6 onse) tamatiepasta
- 2 teelepels Cajun of Creoolse geurmiddels
- warm peper na smaak
- 1 groenrissie, gekap
- peper en sout na smaak
- warm gekookte wit- of bruinrys of gaar gedreineerde spaghetti

VOORBEREIDING

1. Meng hoenderboudjies, stukkies veouille-wors, gekapte ui, sous of aftreksel, tamaties (met hul sappe), tamatiepasta, kreoolse speserye en paprika in 'n stadige kookplaat.

2. Bedek die hoender-en-worsmengsel op die LAE-verstelling en kook vir 6 tot 7 uur. Voeg die gekapte groenrissie by sowat 'n

uur voor die gereg gaar is. Proe en voeg sout en peper by soos nodig.

3. Sit hierdie heerlike hoender-en-worsgereg voor oor warm gekookte rys of saam met spaghetti of engelhaarpasta.

4. Vir 6 mense.

Hoender en artisjokke in 'n pot

INHOUD

- 3 kg hoenderstukke, gebraai, gekap
- sout na smaak
- 1/2 teelepel peper
- 1/2 teelepel rooi soetrissie
- 1 eetlepel botter
- 2 flesse gemarineerde artisjokke, hartjies; Mariene Reservaat
- 1 blik (4 onse) sampioene, gedreineer
- 2 eetlepels vinnig gaar tapioka
- 1/2 koppie hoenderaftreksel
- 3 eetlepels droë sjerrie of meer hoenderaftreksel
- 1/2 teelepel gedroogde dragon

VOORBEREIDING

1. Was en droog die hoender. Geur die hoender met sout, peper en paprika. Marineer die afsonderlike bruin hoender en artisjokke in botter in 'n groot pan oor medium hitte.

2. Plaas die sampioene en artisjokharte onder in die stadige kookplaat. Sprinkel tapioka oor. Voeg gebraaide hoenderstukke by. Gooi die hoenderaftreksel en sjerrie by. Voeg die dragon by.

Bedek en kook op LAAG vir 7 tot 8 uur of op HOOG vir 3 1/2 tot 4 1/2 uur.

3. Diens 4.

Hoenderbredie en sous

INHOUD

• 4 ontbeende, vellose+ hoenderborsieshelftes

• sout en varsgemaalde swartpeper na smaak

• 4 snye Switserse kaas

• 1 blik (10 3/4 onse) gekondenseerde room van hoendersop

• 1 blik (10 3/4 onse) gekondenseerde room van sampioen sop of room van seldery

• 1 glas hoenderaftreksel

• 1/4 koppie melk

• 3 koppies krummels vir die vulsel gegeur met kruie

• 1/2 koppie gesmelte botter

VOORBEREIDING

1. Geur die hoenderborsie met sout en peper en sit dit in die stadige kookplaat. Gooi die hoenderaftreksel oor die hoenderborsie. Plaas 'n sny Switserse kaas op elke bors.

2. Meng twee blikkies sop en melk in 'n bak; meng goed. Gooi die sopmengsel oor die hoender. Sprinkel hulle almal met die vulselmengsel. Drup die gesmelte botter oor die vullaag.

3. Maak die deksel toe en kook op lae hitte vir 5 tot 7 uur.

4. Let wel: Hoenderbors is baie maer en droog wanneer dit oorgaar is.

5. Afhangende van jou stoof, kan hoender perfek gaargemaak word in 4 uur of minder. Probeer 'n resep met ontbeende hoenderboudjies vir 'n langer kooktyd.

Warm Pot Hoender Enchilada 'n Warm ete

INHOUD

- 9 mielie tortillas, 6 duim
- 1 blik (12 tot 16 onse) volgraan brandrissie, gedreineer
- 2 tot 3 koppies gaar blokkies hoender
- 1 teelepel paprika
- 1/4 teelepel gemaalde swartpeper
- 1/2 teelepel sout of na smaak
- 1 blik (4 onse) gekapte groen chiles, sag
- 2 koppies gerasperde Mexikaanse gemengde kaas of sagte cheddarkaas
- 2 blikkies (10 onse elk) enchiladasous
- 1 blik (15 onse) swartbone, afgespoel en gedreineer
- guacamole en suurroom

VOORBEREIDING

1. Spuit die slowcooker met kleefwerende kossproei.
2. Plaas 3 brode op die bodem van die slow cooker.
3. Half mieliebrood, half hoender, so half geurmiddel en half chili peper.

4. Sprinkel die helfte van die gerasperde kaas oor en gooi sowat 3/4 koppie enchiladasous oor die kaas.

5. Herhaal met 3 tortillas, swartbone, oorblywende hoender, speserye, brandrissies en kaas.

1. Gooi die oorblywende tortillas en enchiladasous oor.

2. Bedek en kook op LAAG vir 5 tot 6 uur.

3. Sit voor met guacamole en suurroom.

4. Vir 6 tot 8 mense.

Gesmoorde hoender enchiladas

INHOUD

- 1 groot blikkie (19 onse) enchiladasous
- 6 ontbeende hoenderborsies
- 2 bokse hoenderroomsop
- 1 klein boks gesnyde swart olywe
- 1/2 koppie gekapte ui
- 1 blik (4 onse) gekapte sagte chilipepers
- 16 tot 20 mielietortillas
- 16 onse gerasperde skerp Cheddarkaas

VOORBEREIDING

1. Kook die hoender en sny dit in skywe. Roer die sop, olywe, brandrissie en ui by. Sny die tortillas in skywe. Rangskik die mengsel met sous, tortilla, sopmengsel, hoender en kaas bo-op en eindig met kaas. Bedek en kook op LAAG vir 5 tot 7 uur.

2. 8-10 mense

Hoendertortillas in pan

INHOUD

- 4 koppies gaar hoender, gemaal of in happiegrootte stukke gesny
- 1 boks room van hoendersop
- 1/2 c. groen chili salsa
- 2 eetlepels. vinnige kook tapioka
- 1 medium. Ui, gekap
- 1 1/2 c. gerasperde kaas
- 12 tot 15 mielietortillas
- Swart olywe
- 1 gekapte tamatie
- 2 eetlepels gekapte sprietuie
- suurroom vir versiering

VOORBEREIDING

1. Meng die hoender met die sop, brandrissiesalsa en tapioka. Sny 3 mielietortillas en die onderkant van die Crock Pot in happiegrootte stukke. Voeg 1/3 van die hoendermengsel by. Sprinkel 1/3 van die ui en 1/3 van die gerasperde kaas oor. Herhaal die lae tortillas gevul met die hoender-, uie- en kaasmengsel. Bedek en kook vir 6 tot 8 uur op laag of 3 uur op

hoog. Garneer met gesnyde swart olywe, blokkies gesnyde tamaties, sprietuie en, indien verkies, suurroom.

kasserol kasserol

INHOUD

- 1 pond gedroogde vlootboontjies, afgespoel
- 4 glase water
- 4 vellose, ontbeende hoenderborsies, in 1-duim-stukke gesny
- 8 onse gekookte ham, in 1-duim-stukke gesny
- 3 groot wortels, dun gesny
- 1 koppie gekapte ui
- 1/2 koppie gesnyde seldery
- 1/4 koppie dig verpakte bruinsuiker
- 1/2 teelepel sout
- 1/4 teelepel droë mosterd
- 1/4 teelepel peper
- 1 blikkie (8 onse) tamatiesous
- 2 eetlepels melasse

VOORBEREIDING

2. Week die bone oornag in die oond of 'n groot ketel in 4 koppies water.

3. Bedek die bone en laat prut oor lae hitte vir sowat 1 1/2 uur tot hulle sag is, voeg nog 'n bietjie water by indien nodig.

4. Sit die bone en die vloeistof in die pot. Voeg oorblywende bestanddele by; meng goed.

5. Bedek en kook op LOW vir 7 tot 9 uur totdat die groente sag is.

6. Vir 6 tot 8 mense.

Frikkadelle gemaak van hoender en kruie in 'n pot

INHOUD

- 3 kg hoenderstukke sonder vel
- sout en peper
- 1/4 koppie gekapte ui
- 10 klein knoffelkoppies
- 2 knoffelhuisies, fyngemaak
- 1/4 teelepel gemaalde marjolein
- 1/2 teelepel gedroogde tiemie, fyngedruk
- 1 lourierblaar
- 1/2 glas droë witwyn
- 1 glas melkroom
- 1 glas beskuitjiemengsel
- 1 eetlepel gekapte pietersielie
- 6 eetlepels melk

VOORBEREIDING

1. Geur die hoender met sout en peper, sit dit in 'n stadige kookplaat of pot. Gooi al die uie in die pot. Voeg knoffel, marjolein, tiemie, lourierblaar en wyn by. Bedek en kook oor lae hitte vir 5 tot 6 uur. Verwyder die lourierblaar. Meng met suurroom. Verhoog die hitte en meng die beskuitjiemengsel met

die pietersielie. Roer die melk by die beskuitjiemengsel tot goed bevochtig. Gooi die frikkadelle van die lepel af op die rand van die pan. Bedek en kook verder op hoë hitte vir nog 30 minute totdat die frikkadelle gaar is.

Geroosterde hoender in pan

INHOUD

- 2 ontbeende en vellose hoenderborsies
- 1 1/2 koppies tamatieketchup
- 3 eetlepels bruinsuiker
- 1 eetlepel Worcestersous
- 1 eetlepel sojasous
- 1 eetlepel appelasyn
- 1 teelepel gemaalde rooi warm peper of na smaak
- 1/2 teelepel knoffelpoeier

VOORBEREIDING

1. Meng al die bestanddele vir die sous in 'n stadige kookplaat. Voeg die hoender by; Draai hulle om sodat hulle goed saam met die sous wys.

2. Bak vir 3 tot 4 uur of totdat die hoender heeltemal gaar is. Skeur of kap die hoender en sit dit terug na die sous in die pot. Meng goed om alle stukke te bedek.

3. Om die hoender in ferm rolle voor te sit, kan jy die slow cooker op 'n lae temperatuur stel om dit warm te hou.

4. Heerlik!

Geroosterde hoender in pan

INHOUD

- 1 geroosterde hoender, gekap of in kwarte
- 1 blikkie gekondenseerde tamatiesop
- 3/4 c. gekapte ui
- 1/4 c. asyn
- 3 eetlepels. bruinsuiker
- 1 eetlepel. Worcestersous
- 1/2 teelepel. sout
- 1/4 teelepel. soet basiliekruid
- 'n knippie tiemie

VOORBEREIDING

1. Plaas die hoender in die stadige kookplaat. Meng al die ander bestanddele en gooi oor die hoender. Bedek styf en kook op LAAG vir 6 tot 8 uur. vir 4 mense.

Hoenderbredie

INHOUD

• 2 koppies gedroogde noordelike boontjies, oornag geweek

• 3 glase kookwater

• 1 koppie gekapte ui

• 2 knoffelhuisies, fyngemaak

• 2 tot 3 blikkies jalapeno-rissies, gekap (ingelegd is fyn)

• 1 eetlepel gemaalde komyn

• 1 teelepel paprika

• 1 tot 1 1/2 pond ontbeende hoenderborsie, in 1-duim-stukke gesny

• 2 klein courgette of somerpampoentjies, in blokkies gesny

• 1 blik (12 tot 15 onse) heelpitmielies, gedreineer

• 1/2 koppie suurroom

• 2 1/4 teelepels sout

• 1 eetlepel suurlemoensap

• 1/4 koppie gekapte vars koljander en 'n bietjie garnering indien verkies

• 1 gekapte tamatie of kersietamatie in die helfte gesny vir versiering

• suurroom vir versiering

VOORBEREIDING

1. Kombineer bone en kookwater in 'n stadige kookplaat. Laat rus terwyl jy die ander bestanddele voorberei. Voeg gekapte ui, gemaalde knoffel, jalapenopeper, komyn en brandrissievlokkies by 'n oondvaste bak. Sit die hoender daarop. Voeg die blokkies courgette by die pot. Bedek en prut vir 7 tot 8 uur of tot die boontjies sag is. Meng mielies, suurroom, sout, suurlemoensap en gekapte koljander. Skep in bakkies. As jy wil, versier met 'n klontjie suurroom, gekapte tamaties en gekapte vars koljander.

Hoender Chow Mein Bredie

INHOUD

- 1 1/2 pond ontbeende hoenderborsie, in 1-duim-stukke gesny
- 1 eetlepel groente-olie
- 1 1/2 koppies gekapte seldery
- 1 1/2 koppies gekapte wortels
- 6 koppe sprietuie, gekap
- 1 glas hoenderaftreksel
- 1/3 koppie sojasous
- 1/4 teelepel gemaalde paprika of na smaak
- 1/2 teelepel gemaalde gemmer
- 1 knoffelhuisie, fyn gekap
- 1 blik (sowat 12 tot 15 onse) ons boontjiespruite, gedreineer
- 1 blik (8 onse) gesnyde kastaiings, gedreineer
- 1/4 koppie mieliestysel
- 1/3 glas water

VOORBEREIDING

1. Verbruin stukke hoender in 'n groot pan. Plaas die gebraaide hoender in die stadige kookplaat. Voeg res van bestanddele behalwe mieliestysel en water by. Inmeng. Bedek en kook op LAAG vir 6 tot 8 uur. Stel die stadige kookplaat op HOOG. Meng

die stysel en water in 'n klein bak tot opgelos en glad. Roer die stadige kookvloeistowwe by. Laat die deksel effens oop sodat die stoom kan ontsnap, kook vir sowat 20 tot 30 minute totdat dit verdik.

2. Sit voor saam met rys of noedels. Kan verdubbel word vir 5 qt. slowcooker/kookpot.

Cordon Bleu hoender in 'n kasserol

INHOUD

• 4-6 hoenderborsies (dun gestamp)

• 4-6 stukke ham

• 4-6 snye Switserse of mozzarellakaas

• 1 boks room-sampioensop (jy kan enige room-sampioensop gebruik)

• 1/4 koppie melk

VOORBEREIDING

1. Sit die ham en kaas bo-op die hoender. Rol op en maak vas met 'n tandestokkie. Plaas die hoender in die slowcooker/Crock Pot sodat dit soos 'n driehoek lyk /_\ Plaas die res bo-op. Meng sop met melk; Gooi oor die hoender. Bedek en prut vir 4 uur of tot die hoender nie meer pienk is nie. Bedien oor die noedels met die sous wat jy gemaak het.

2. Teresa se nota: Die beste resep wat ek nog ooit probeer het, dis heerlik.

Hoenderbredie Cordon Bleu II

INHOUD

- 6 hoenderborsieshelftes
- 6 snye ham
- 6 snye Switserse kaas
- 1/2 c. Glorie
- 1/2 c. Parmesaankaas
- 1/2 teelepel. sout
- 1/4 teelepel. peper
- 3 eetlepels olie
- 1 boks room van hoendersop
- 1/2 glas droë witwyn

VOORBEREIDING

1. Plaas die helfte van elke hoenderborsie tussen 'n stuk kleefplastiek en klop dit af tot 'n egalige dikte. Plaas 'n sny ham en 'n sny Switserse kaas op elke hoenderborsie; rol op en maak vas met tandestokkies of kombuistou. Meng meel, Parmesaankaas, sout en peper in 'n bak. Rol die hoender in die

Parmesaan-en-meelmengsel; Plaas in die yskas vir 1 uur. Nadat die hoender afgekoel het, verhit 'n pan met 3 eetlepels olie; bruin hoender rondom.

2. Meng hoenderbouillon en wyn in 'n pot. Voeg die geroosterde hoender by en kook op LAAG vir 4 1/2 tot 5 1/2 uur of op HOOG vir ongeveer 2 1/2 uur. Verdik die sous met 'n mengsel van meel en koue water (sowat 2 eetlepels meel gemeng met 2 eetlepels koue water). Bak vir nog 20 minute tot dit verdik.

3. Vir 6 mense.

hoenderboudjies in 'n kasserol

INHOUD

- 12 tot 16 hoenderboudjies, sonder vel
- 1 koppie esdoringstroop
- 1/2 koppie sojasous
- 1 blik (14 onse) heel bosbessiesous
- 1 teelepel Dijon-mosterd
- 1 eetlepel mieliestysel
- 1 eetlepel koue water
- opsionele gesnyde groen ui of vars gekapte koriander

VOORBEREIDING

1. As jy verkies om die vel op die boudjies te los, sit die hoender in 'n groot pot, bedek met water en laat dit oor hoë hitte kook. Kook vir sowat 5 minute. Parboiling sal van die oortollige vet van die vel verwyder.

2. Verwyder die hoender, druk droog en plaas die boudjies in die stadige kookplaat.

3. Meng esdoringstroop, sojasous, bosbessiesous en mosterd in 'n bak. Gooi oor die frikkadelle.

4. Bedek en kook op LAAG vir 6 tot 7 uur of op HOOG vir ongeveer 3 uur. Die hoender moet baie sag wees, maar nie heeltemal gesnipper nie.

5. Plaas die hoenderboudjies oor op 'n bord en hou warm.

6. Meng mieliestysel en koue water in 'n bak of klein houertjie. Meng tot glad.

7. Verhoog die temperatuur van die slow cooker tot hoog en roer die mieliestyselmengsel by. Kook vir sowat 10 minute tot dit verdik.

8. Of dra die vloeistowwe oor na 'n pot en bring tot kookpunt. Roer die mieliestyselmengsel by en kook, terwyl jy roer, vir 'n minuut of twee totdat die sous verdik.

9. Indien verkies, bedien gegarneer met gesnyde groen uie of gekapte koriander.

10. Variasies

11. Gebruik hoenderboudjies met been in plaas van hoenderboudjies. Verwyder die vel voor kook.

12. Gebruik 6 tot 8 heel vellose hoenderboudjies in plaas van boudjies.

Crockpot hoender fricassee resep

INHOUD

- 1 blikkie kondensroom van hoendersop, verminderde vet of Healthy Wish
- 1/4 glas water
- 1/2 koppie gekapte ui
- 1 teelepel gemaalde rooipeper
- 1 teelepel suurlemoensap
- 1 teelepel gedroogde roosmaryn, fyngedruk
- 1 teelepel tiemie
- 1 teelepel pietersielieblare
- 1 teelepel sout
- 1/4 teelepel peper
- 4 ontbeende, vellose hoenderborsies
- Kleefwerende kooksproei
- Buisie frikkadelle
- 3 eetlepels vaste vet
- 1 1/2 koppies meel
- 2 teelepels. bakpoeier
- 3/4 teelepel. sout
- 3 eetlepels vars gekapte grasuie of pietersielie

• 3/4 koppie afgeroomde melk

VOORBEREIDING

1. Spuit die slowcooker met kleefwerende kossproei. Plaas die hoender in die stadige kookplaat.

2. Meng sop, water, ui, paprika, suurlemoensap, roosmaryn, tiemie, pietersielie, 1 teelepel sout en peper; Gooi oor die hoender. Bedek en kook op LAAG vir 6 tot 7 uur. Berei die onderste patties 'n uur voor opdiening voor.

3. Frikkadelle:

4. Meng die droë bestanddele met 'n deegmenger of 'n vurk en verkort tot die mengsel 'n growwe meel word.

5. Voeg grasuie of pietersielie en melk by; Meng net tot goed gemeng. Drup 'n teelepel op 'n slag oor die warm hoender en sous. Bedek en kook verder op HOOG vir nog 25 minute, totdat die frikkadelle gaar is. Sit voor saam met kapokaartappels of noedels, met groente of slaai.

Hoender Reuben-kasserol

INHOUD

- 2 sakkies (16 onse elk) suurkool, afgespoel en gedreineer
- 1 bak ligte of lae-kalorie Russiese slaaisous, verdeel
- 6 ontbeende, vellose hoenderborsies
- 1 eetlepel voorbereide mosterd
- 4 tot 6 snye Switserse kaas
- vars pietersielie vir versiering, indien verkies

VOORBEREIDING

1. Plaas die helfte van die suurkool in 'n 3 1/2 liter elektriese stadige kookplaat. Gooi sowat 1/3 koppie van die slaaisous oor.

Plaas 3 hoenderborsies bo-op en smeer mosterd oor die hoender. Top met orige suurkool en hoenderborsie. Gooi nog 1/3 koppie sous oor die pan. Verkoel oorblywende slaaisous tot opdiening. Bedek en prut oor lae hitte vir sowat 3 1/2 tot 4 uur, of totdat die hoender heeltemal wit en sag is.

2. Om voor te sit, plaas die kasserol op 6 borde. Sit 'n sny kaas op elkeen en bedruip met 'n paar teelepels Russiese sous. Sit dadelik voor, versier met vars pietersielie indien verlang.

3. Vir 6 mense.

Hoender artisjokbredie

INHOUD

- 1 1/2 tot 2 pond beenlose, vellose hoenderborsiehelftes
- 8 onse gesnyde vars sampioene
- 1 blikkie (14,5 onse) tamaties in blokkies gesny
- 1 pakkie bevrore artisjokke, 8 tot 12 onse
- 1 glas hoenderaftreksel
- 1/2 koppie gekapte ui
- 1 blik (3 tot 4 onse) gesnyde ryp olywe
- 1/4 koppie droë witwyn of hoenderaftreksel
- 3 eetlepels vinnig gaar tapioka
- 2 teelepels kerriepoeier of na smaak
- 3/4 teelepel gedroogde tiemie, fyngedruk
- 1/4 teelepel sout
- 1/4 teelepel peper
- 4 koppies warm gekookte rys

VOORBEREIDING

1. Was die hoender; droog en hou eenkant. In 'n 3 1/2 tot 5 liter stadige kookplaat, kombineer die sampioene, tamaties, artisjokharte, hoenderaftreksel, gekapte ui, gesnyde olywe en wyn. Voeg tapioka, kerriepoeier, tiemie, sout en peper by. Voeg

hoender by kasserol; Skep van die tamatiemengsel oor die hoender.

2. Bedek en kook op LAAG vir 7 tot 8 uur of op HOOG vir 3 1/2 tot 4 uur. Sit voor met warm gekookte rys.

3. Vir 6 tot 8 porsies.

Dijon Mosterd Hoender kasserol

INHOUD

- 4 tot 6 ontbeende hoenderborsieshelftes
- 2 eetlepels Dijon-mosterd
- 1 boks room-sampioensop met 98% vet
- 2 teelepels mieliestysel
- swart peper

VOORBEREIDING

1. Plaas die helfte van die hoenderborsie in die stadige kookplaat.
2. Meng die oorblywende bestanddele en skep oor die hoender.
3. Bedek en kook op lae hitte vir 6 tot 8 uur.

Hoenderpot met rys

INHOUD

• 4 tot 6 ontbeende, vellose hoenderborsies

• 1 blik (10 3/4 onse) gekondenseerde room van sampioen sop of room van hoender

• 1/2 glas water

• 3/4 koppie omgeskakelde rys, ongekook

• 1 1/2 koppies hoenderaftreksel

• 1 tot 2 koppies bevrore groenbone, ontdooi

VOORBEREIDING

1. Plaas die hoenderborsie in die kasserol. Voeg room van sampioensop en 1/2 koppie water by.

2. Voeg 3/4 koppie rys en hoenderaftreksel by.

3. Voeg groenbone by.

4. Bedek en kook op LOW vir 6 uur of totdat die hoender gaar is en die rys sag is.

Dit is bedoel vir 4 tot 6 mense.

Tamatie kasserol met hoender

INHOUD

- 4 tot 6 hoenderborsiehelftes
- 2 groen soetrissies, in skywe gesny
- 1 blikkie gekapte gaar tamaties
- 1/2 klein botteltjie Italiaanse sous (nie-vet indien verkies)

VOORBEREIDING

1. Sit die hoenderborsie, groenrissie, gestoofde tamaties en Italiaanse sous in 'n stadige kookplaat of pot en kook die hele dag (6 tot 8 uur) op lae hitte.

2. Hierdie geposjeerde tamatiehoenderresep is deur Myron van Florida gedeel

Goulash Cola Hoender

INHOUD

- 1 heel hoender, sowat 3 pond
- 1 koppie ketchup
- 1 groot ui in dun skywe gesny
- 1 glas Cola, Cola, Pepsi, Dr. peper ens.

VOORBEREIDING

1. Was en droog die hoender. Peper en sout na smaak. Plaas die hoender in die pot saam met die ui. Voeg Coke en ketchup by en kook op LOW vir 6 tot 8 uur. Geniet!

2. Geplaas deur Molly

Hoender Creole Kasserol

INHOUD

• 1 pond ontbeende hoenderpote, vel verwyder, in 1-duim-stukke gesny

• 1 blikkie (14,5 onse) tamatiesap

• 1 1/2 koppies hoenderaftreksel

• 8 onse volledig gaar gerookte wors, in skywe gesny

• 1/2 tot 1 koppie gekookte ham in blokkies gesny

• 1 koppie gekapte ui

• 1 blikkie (6 onse) tamatiepasta

• 1/4 glas water

• 1 1/2 teelepel Creoolse geurmiddels

• 'n paar druppels Tabasco-sous of 'n ander brandrissiesous

• 2 koppies kitsrys, ongekook•

• 1 koppie gekapte groenrissie

VOORBEREIDING

1. Kombineer hoender, tamatie, sous, wors, ham, ui, tamatiepasta, water, speserye en Tabasco-sous in 'n stadige kookplaat. Bedek en kook op LAAG vir 5 tot 6 uur.

2. Voeg die rys• en groenrissie by die pot en kook vir nog 10 minute of totdat die rys sag is en die meeste van die vloeistof geabsorbeer is.

3. Indien verkies, kook 1 1/2 koppies gewone langkorrelige rys en bedien saam met hoendermengsel.

4. Vir 6 mense.

Soteer die hoender met kruie en vulsel

INHOUD

- 1 blik (10 1/2 onse) Hoender-en-kruie-roomsop
- 1 blik (10 1/2 onse) room van seldery of room van hoender sop
- 1/2 glas droë witwyn of hoenderaftreksel
- 1 teelepel droë pietersielieblare
- 1 teelepel gedroogde tiemie, verkrummel
- 1/2 teelepel sout
- Swart peper
- 2 tot 2 1/2 koppies gesoute krummelbolaag, ongeveer 6 onse, verdeel
- 4 eetlepels botter, verdeel
- 6 tot 8 ontbeende, vellose hoenderborsies

VOORBEREIDING

een.

2. Meng sous, wyn of sous, pietersielie, tiemie, sout en peper.

3. Was en droog die hoender.

4. Smeer 'n 5 tot 7 liter stadige kookplaat liggies met olie.

5. Sprinkel sowat 1/2 koppie van die vulselkrummels onder in die pan en bedruip met sowat 1 eetlepel van die botter.

6. Stop die helfte van die hoender, dan die helfte van die oorblywende krummels. Bedruip met die helfte van die oorblywende botter en skep die helfte van die sopmengsel oor.

1. Herhaal met oorblywende hoender, vulselkrummels, botter en sopmengsel.

2. Bedek en kook op LOW vir 5 tot 7 uur of tot hoender gaar is.

Dit is bedoel vir 6 tot 8 mense.

Soteer die hoender met kruie en vulsel

INHOUD

- 1 blik (10 1/2 onse) Hoender-en-kruie-roomsop
- 1 blik (10 1/2 onse) room van seldery of room van hoender sop
- 1/2 glas droë witwyn of hoenderaftreksel
- 1 teelepel droë pietersielieblare
- 1 teelepel gedroogde tiemie, verkrummel
- 1/2 teelepel sout
- Swart peper
- 2 tot 2 1/2 koppies gesoute krummelbolaag, ongeveer 6 onse, verdeel
- 4 eetlepels botter, verdeel
- 6 tot 8 ontbeende, vellose hoenderborsies

VOORBEREIDING

1. Meng sous, wyn of sous, pietersielie, tiemie, sout en peper.
2. Was en droog die hoender.

3. Bedek 'n 5 tot 7 liter stadige kookplaat liggies met olie.

4. Sprinkel sowat 1/2 koppie van die vulselkrummels onder in die pan en bedruip met sowat 1 eetlepel van die botter.

5. Sit die helfte van die hoender, dan die helfte van die oorblywende krummels. Bedruip met die helfte van die oorblywende botter en skep die helfte van die sopmengsel oor.

1. Herhaal met oorblywende hoender, vulselkrummels, botter en sopmengsel.

2. Bedek en kook op LOW vir 5 tot 7 uur of tot hoender gaar is.

Dit is bedoel vir 6 tot 8 mense.

Italiaanse-styl hoender in die crockpot

INHOUD

- 4 kilogram hoenderstukke
- 3 eetlepels olyfolie
- 2 uie in skywe gesny
- 1 teelepel sout
- 1/2 teelepel varsgemaalde swartpeper
- 2 ribbetjies seldery, fyn gesny
- 2 koppies aartappelblokkies
- 1 blikkie (14,5 onse) tamaties in blokkies gesny, ongedreineer
- 1 teelepel droë tiemieblare
- 1 eetlepel gedroogde pietersielieblare
- 1 koppie bevrore ertjies, ontdooi

VOORBEREIDING

1. Braai die hoenderstukke in verhitte olie. Voeg sout, peper en ui by en kook vir nog 5 minute. Plaas die seldery en aartappels op die bodem van die stadige kookplaat, en die gebraaide hoender, uie en tamaties met sap, tiemie en pietersielie bo-op. Bedek en kook oor lae hitte vir 6 tot 8 uur. Voeg die ertjies in die laaste 30 minute by.

2. Dit is bedoel vir 6 mense.

Hoenderbredie Lima Bone

INHOUD

- 3 tot 4 kilogram hoenderstukke
- sout en peper
- 1 eetlepel groente-olie
- 2 groot aartappels in 1 duim blokkies gesny
- 1 pakkie bevrore limabone, ontdooi
- 1 glas hoenderaftreksel
- 1/4 teelepel gedroogde tiemie, verkrummel

VOORBEREIDING

1. Sout en peper die hoender. Verhit die olie en botter in 'n groot pan; Braai die hoender tot goudbruin aan albei kante. Plaas die hoender oor na die pot met die oorblywende bestanddele. Bedek en kook oor lae hitte vir 4 tot 6 uur totdat die hoender sag is.

2. Diens 4.

Turkse lekkerte met pasta en kaasmengsel

INHOUD

- 1 fles Alfredo-sous
- Vra vir 1 boks gesonde romerige sampioensop
- 1 (7 oz) albakoor tuna of hoender, gedreineer of jy kan oorskiet gaar hoender of vleis gebruik
- 1/4 teelepel kerriepoeier
- 1 tot 1 1/2 koppies bevrore gemengde groente
- 1 1/2 koppies gerasperde Switserse kaas
- 4 koppies gaar pasta (pasta, strikdas, krappe)

VOORBEREIDING

1. Kombineer die eerste 5 bestanddele; Bedek en kook op LAAG vir 4 tot 5 uur. Voeg gedurende die laaste uur Switserse kaas by die mengsel. Kook die pasta volgens pakketaanwysings; Dreineer en voeg by slow cooker. Dit sal net so goed wees soos om gaar of ingemaakte hoender, oorskiet ham, of net ekstra groente by te voeg!

2. Diens 4.

Debbie se bredie met hoender en vulsel

INHOUD

• 1 pakkie voorbereide mengsel van kruie vir vulsel

• 4 tot 6 ontbeende of ontbeende hoenderborsies, sonder vel•

• 1 blik (10 3/4 onse) gekondenseerde room van hoenderbouillon, onverdunde

• 1 blik (3 tot 4 onse of meer) gesnyde sampioene, gedreineer

VOORBEREIDING

1. Smeer die bodem en kante van die stadige kookplaat.

2. Berei die verpakte (of tuisgemaakte) vulselmengsel met botter en vloeistof volgens pakketaanwysings.

3. Plaas die voorbereide vulsel op die bodem van die gesmeerde kookpot.

4. Plaas die hoenderstukke bo-op die vulsel. Die hoender kan 'n bietjie oorvleuel, maar probeer om dit met so min oorvleueling as moontlik te stapel. Jy kan meer hoender gebruik as daar plek is.

5. Gooi die gekondenseerde room van hoendersop oor die hoender. As jy wil, kan jy ook sampioenroom of selderyroom gebruik. Vul met sampioene. Maak seker dat jy die sampioene 'n bietjie roer sodat dit met die sop bedek is.

6. Maak die deksel toe en kook op lae hitte vir 5 tot 7 uur.

7. •Hoenderborsies droog uit as dit lank gekook word, kyk dus vroeër. Boltstokkies is vetter as hoenderborsies, dus kan hulle langer gaargemaak word.

Diana se hoender a la King

INHOUD

- 1 1/2 tot 2 pond ontbeende hoender
- 1 tot 1 1/2 koppies wortels, in vuurhoutjies gesny
- 1 bossie skulpe, in 1/2-duim stukke gesny
- 1 fles piment of kaas vir die verwerking van piment en olywe (5 oz)
- 1 boks room van hoendersop met 98% vet
- 2 eetlepels droë sjerrie (opsioneel)
- peper en sout na smaak

VOORBEREIDING

1. Plaas al die bestanddele in 'n stadige kookplaat/kookpot (3 1/2 liter of groter) in die volgorde soos aangedui; meng om te kombineer. Bedek en kook oor lae hitte vir 7 tot 9 uur. Sit voor saam met rys, roosterbrood of beskuitjies.

2. Vir 6 tot 8 mense.

Dille hoender met groente

INHOUD

- 1 tot 1 1/2 pond hoendervleis, in 1-duim-stukke gesny
- 1 eetlepel gedroogde gekapte ui (of fyngekapte ui)
- 1 blikkie gewone of 98% verlaagde-vet room sampioensop
- 1 pakkie (1 ons) sampioen sous mengsel (hoender of land sous kan vervang word)
- 1 koppie jong wortels
- 1/2 tot 1 teelepel dille
- geur met sout en peper na smaak
- 1 koppie bevrore ertjies

VOORBEREIDING

1. Meng die eerste 7 bestanddele in 'n slow cooker/crock pot; Bedek en kook oor lae hitte vir 6 tot 8 uur. Voeg bevrore ertjies by vir die laaste 30 tot 45 minute. Sit voor saam met rys of kapokaartappels.

2. Diens 4.

Don's Soet-en-suur Hoender

INHOUD

- 2 tot 4 hoenderborsies sonder vel
- 1 groot ui, grof gekap
- 2 soetrissies (een groen, een rooi)
- 1 koppie broccoli-blommetjies
- 1/2 koppie wortelstukke
- 1 groot blikkie pynappel (dreineer en SPAAR)
- 1/4-1/2 koppie bruinsuiker (jy kan gewone suiker gebruik)
- Indien nodig, voeg water/wyn/wit druiwesap/lemoensap ens by vir bykomende vloeistof.
- 1 eetlepel mieliestysel vir elke koppie vloeistof wat jy kry
- opsionele warm sous
- sout en peper indien verkies
- kaneel, indien verlang
- wonderpeper, indien verkies
- naeltjies, indien verlang
- kerriepoeier soos verlang

VOORBEREIDING

1. Plaas die hoenderborsie in 'n stadige kookplaat of pot. Voeg ui, soetrissie, broccoli en wortel by Meng tot goed gemeng, geen klonte in suiker, vloeistof, speserye, mieliestysel en suiker nie. Gooi oor die hoender. As daar nie genoeg sap is nie, voeg die vloeistof wat jy wil bring by die verlangde vlak by. (Onthou: vir elke bykomende koppie vloeistof, roer nog 'n eetlepel mieliestysel by voordat dit in die stadige kookplaat gegooi word).

2. Bedek en kook op LAAG vir 6 tot 8 uur. Soms verander ek die resep om 'n vrugteskemerkelkie te gebruik en 'n bietjie minder suiker, pynappel of appelkooskonfyt of lemoenmarmelade. (Jy het nie mieliestysel of suiker nodig wanneer jy konfyt gebruik nie. Gebruik jou verbeelding. Onthou dat soet en suur basies sap en asyn is.

Stadig gaar hoender met ligte kaas

INHOUD

- 6 ontbeende, vellose hoenderborsies
- peper en sout na smaak
- knoffelpoeier na smaak
- 2 bokse kondensroom van hoendersop
- 1 boks gekondenseerde cheddarkaassop

VOORBEREIDING

1. Was die hoender en sprinkel sout, peper en knoffelpoeier oor. Roer die onverdunde sous en gooi dit oor die hoender in die Crock Pot.

2. Bedek en kook op lae hitte vir 6 tot 8 uur.

3. Sit voor oor rys of noedels.

4. Vir 6 mense.

Eenvoudige Cacciatore met hoender

INHOUD

- 1 hoender, gekap, sowat 3 tot 3 1/2 pond
- 1 fles spaghetti sous
- gekapte ui
- gesnyde sampioene
- gekapte groenrissie
- sout en peper
- Rooipeper

VOORBEREIDING

1. Plaas 'n heel opgesnyde hoender (3 tot 3 1/2 pond) in 'n stadige kookplaat/kookpot. Gooi die spaghetti-sous, 'n paar gekapte uie, sampioene en groenrissies in die fles. Peper en sout na smaak. (Ek gebruik daardie bietjie peper ook.)

2. Kook die hele dag by lae temperatuur (7 tot 9 uur). Sit voor oor noedels of spaghetti.

'n Eenvoudige sous vir pasta met hoender

INHOUD

- 1 lb hoender of hoenderborsie, in blokkies gesny
- 1 blik (15 oz) tamaties, gekap
- 1 klein blikkie (6 oz) tamatiepasta
- 1 rib seldery in skywe gesny
- 1/4 koppie gekapte ui
- 1/2 koppie gekapte of gerasperde wortels, ingemaak of gaar tot effens sag
- 1/2 teelepel tiemie
- 1/2 teelepel sout
- 1/4 teelepel peper
- 1/2 teelepel knoffelpoeier
- 'n knippie suiker of ander versoeter (na wens of na smaak)

VOORBEREIDING

1. Meng al die bestanddele in 'n kastrol of pot. Bedek en kook oor lae hitte vir 6 tot 8 uur. Proe en pas die geurmiddels so 30 minute voor opdiening aan en voeg indien nodig 'n bietjie water by om dit uit te dun. Bedien hierdie maklike hoenderpastasousresep oor spaghetti, fettuccine of ander pasta.

2. Hierdie eenvoudige hoenderresep bedien 4 mense.

Eenvoudige hoender met amandels

INHOUD

- 4 tot 6 hoenderborsieshelftes, gewas en ontvel
- 1 blik (10 3/4 oz) room hoendersop
- 1 eetlepel suurlemoensap
- 1/3 koppie mayonnaise
- 1/2 koppie dun gesnyde seldery
- 1/4 koppie fyngekapte ui
- 1/4 koppie gedreineerde gekapte wonderpeper
- 1/2 koppie gerasperde of gesnyde amandels
- opsionele gekapte vars pietersielie

VOORBEREIDING

1. Plaas die hoenderborsie onder in die stadige kookplaat. Meng sop, suurlemoensap, mayonnaise, seldery, ui en wonderpeper in 'n bak; Gooi oor die hoenderborsie. Bedek en kook tot hoender sag is, 5 tot 7 uur (ontbeende hoenderborshelftes sal minder tyd neem as helftes met been). Plaas die hoenderborsies oor na 'n

opdienbord en bedruip met die sappe. Indien verkies, garneer met 'n knippie amandels en pietersielie.

2. Sit voor met warm gekookte rys en gestoomde broccoli.

3,4 tot 6 persone.

'n Eenvoudige baklepel

INHOUD

- 1 eetlepel ekstra suiwer olyfolie
- 1 groot ui fyn gekap
- 4 ontbeende en grofgekapte hoenderdye
- 1/4 pond gekookte gerookte wors, in blokkies gesny, soos kielbasa of pikanter andouille
- 3 knoffelhuisies, fyngemaak
- 1 teelepel gedroogde tiemieblare
- 1/2 teelepel swartpeper
- 4 eetlepels tamatiepasta
- 2 eetlepels water
- 3 blikkies (sowat 15 onse elk) breëbone, afgespoel en gedreineer
- 3 eetlepels gekapte vars pietersielie

VOORBEREIDING

1. Verhit die olyfolie in 'n groot pan oor matige hitte.

2. Voeg die ui by die verhitte olie en kook, terwyl jy roer, totdat die ui sag is, sowat 4 minute.

3. Meng hoender, wors, knoffel, tiemie en peper. Bak vir 5 tot 8 minute of tot hoender en wors goudbruin is.

4. Voeg tamatiepasta en water by; Plaas oor na 'n stadige kookplaat. Roer groot noordelike bone by hoendermengsel; Bedek en kook op LAAG vir 4 tot 6 uur.

5. Sprinkel gekapte pietersielie oor die kastrol voor opdiening.

6. Diens 6.

Maklik gesmoorde hoender Santa Fe deur Cindy

INHOUD

- 1 blik (15 onse) swartbone, afgespoel en gedreineer
- 2 blikkies (15 onse) heelpitmielies, gedreineer
- 1 koppie van jou gunsteling dik en bonkige salsa
- 5 of 6 vellose, ontbeende hoenderborsies (sowat 2 pond)
- 1 glas gerasperde Cheddarkaas

VOORBEREIDING

In 'n 3-1/2- tot 5-kwart stadige kookplaat, kombineer die swartbone, mielies en 1/2 koppie salsa.

2. Top met hoenderborsies, gooi dan oorblywende 1/2 koppie salsa oor hoender. Bedek en kook op HOOG vir 2 1/2 tot 3 uur of tot hoender sag en wit is. Moenie te gaar maak nie of die hoender sal droog wees.

3. Strooi kaas bo-oor; Bedek en bak tot die kaas smelt, sowat 5 tot 15 minute.

4. Vir 6 mense.

Maklike gebraaide hoender met Geoff's Gravy

INHOUD

- 1 hoender, gerooster
- sout en peper

VOORBEREIDING

1. Maak die hoender skoon, was dit en sit dit in 'n vuurvaste bak. Voeg 'n knippie sout en 'n knippie swartpeper by. Laat staan op hoog vir ongeveer 6 uur.

2. Wanneer ons die voltooide produk uithaal, gooi die oorblywende water in 'n glas, bedek met foelie en sit in die vrieskas vir ongeveer 'n halfuur. Dit laat al die vet bo-op die beker stol. Skraap dit op en voeg die oorblywende aftreksel by die sous.

Hoender met gemmer en pynappel

INHOUD

• 4 tot 5 hoenderborsies sonder been, in blokkies gesny (sowat 3/4 duim)

• 1 klomp stingluie met ongeveer 3 duim stingluie gesny 1/2 duim

• 1 blikkie (8 oz) fyngemaakte pynappel, ongedreineer

• 1 eetlepel fyngekapte gekristalliseerde gemmer

• 2 eetlepels suurlemoensap

• 2 eetlepels sojasous (lae natrium)

• 3 eetlepels bruinsuiker of heuning

• 1/2 teelepel knoffelpoeier

VOORBEREIDING

1. Meng al die bestanddele in 'n stadige kookplaat; Bedek en kook oor lae hitte vir 6 tot 8 uur. Sit voor oor rys of gewone noedels.

2. Diens 4.

Griekse hoender

INHOUD

• 4 tot 6 hoenderborsies sonder vel

• 1 lt. blikkie (15 onse) tamatiesous

- 1 blikkie (14,5 onse) tamatiesap in blokkies gesny
- 1 boks gesnyde sampioene
- 1 blik (4 onse) gesnyde ryp olywe
- 2 knoffelhuisies, fyngemaak
- 1 eetlepel. suurlemoensap
- 1 teelepel. gedroogde tiemieblaar
- 1/2 koppie gekapte ui
- 1/2 c. droë witwyn (opsioneel)
- 2 koppies warm gekookte rys
- sout na smaak

VOORBEREIDING

1. Was en droog die hoender. Bak in 'n 350° oond vir ongeveer 30 minute. Meng intussen alle ander bestanddele (behalwe rys). Maak die hoender fyn en meng met die sous; Bedek en kook oor lae hitte vir 4 tot 5 uur. Sit die hoender en sous voor saam met warm gekookte rys.

2,4 tot 6 persone.

Hawaiiaanse drumsticks

INHOUD

- 12 hoenderboudjies
- 1 koppie ketchup
- 1 koppie verpakte donkerbruinsuiker
- 1/2 koppie sojasous
- gerasperde vars gemmer, 1 eetlepel
- 'n druppel sesamolie

VOORBEREIDING

1. Bedek en prut op lae hitte vir sowat 8 uur. Bedien oor wit rys.
2. Hallo!
3. Hoenderboudjie-resep gedeel deur LeRoy en Nitz Dawg!

Hoender met kruie en groente

INHOUD

- 3 tot 4 kilogram hoenderstukke
- 1 1/2 tot 2 koppies bevrore of ingemaakte en gedreineer klein heel uie
- 2 koppies heel jong wortels
- 2 medium aartappels, in 1-duim-stukke gesny
- 1 1/2 koppies hoenderaftreksel
- 2 medium ribbes seldery in 2-duim-stukke gesny
- 2 snye gekapte spekvleis
- 1 lourierblaar
- 1/4 teelepel gedroogde tiemie
- 1/4 teelepel swartpeper
- 1/4 koppie gekapte vars pietersielie
- 2 eetlepels gekapte vars dragon of 1 teelepel gedroogde dragon
- 1 teelepel gerasperde suurlemoenskil
- 2 eetlepels vars suurlemoensap
- 1/2 teelepel sout of na smaak

VOORBEREIDING

1. Meng hoender, ui, wortel, aartappel, sop, seldery, spek, lourierblaar, tiemie en peper in 'n stadige kookplaat. Plaas op laag en kook vir 8 tot 10 uur.

2. Los eenkant.

3. Verwyder die hoender en groente met 'n gaatjieslepel op 'n verhitte bord. Bedek met foelie en hou warm. Verwyder en gooi oortollige olie weg. Meng pietersielie, dragon, suurlemoenskil en suurlemoensap met sout na smaak; skep oor die hoender en groente.

Hoender met kruie en wilde rys

INHOUD

• 1 tot 1 1/2 pond hoendervleis of 'n halwe hoenderborsie sonder been

• 6 tot 8 onse gesnyde sampioene

• 1 eetlepel groente-olie

• 2 tot 3 snye gekrummelde spek of 2 eetlepels regte spek

• 1 teelepel botter

• 1 boks Uncle Bens (hoendergegeur) langgraan- en wilderys

• 1 boks room van hoendersop, pittig of gewoon

• 1 glas water

• 1 teelepel van 'n mengsel van kruie, soos fyn kruie of 'n mengsel van jou gunsteling kruie; pietersielie, tiemie, dragon, ens.

VOORBEREIDING

1. Soteer stukkies hoender en sampioene in olie en botter tot ligbruin. Plaas die spek in die bodem van 'n 3 1/2 tot 5 liter

stadige kookplaat. Sit die rys bo-op die spekvleis. Bespreek 'n pak speserye. Plaas die hoendersagte oor die rys – in repe gesny of in blokkies gesny as jy hoenderborsie gebruik. Gooi sop oor die hoender en voeg dan water by. Bedek dit met speserye en sprinkel 'n mengsel van kruie oor. Bedek en kook op LAAG vir 5 1/2 tot 6 1/2 uur of tot rys sag is (nie op laag nie).

2,4 tot 6 persone.

Hoender met heuning en gemmer

INHOUD

- 3 pond halwe vellose hoenderborsies
- 1 1/4 duim vars gemmerwortel, geskil en fyn gekap
- 2 knoffelhuisies, fyngemaak
- 1/2 koppie sojasous
- 1/2 koppie heuning
- 3 eetlepels droë sjerrie
- Meng 2 eetlepels mieliestysel met 2 eetlepels water

VOORBEREIDING

1. Meng gemmer, knoffel, sojasous, heuning en sjerrie in 'n klein bakkie. Doop die hoenderstukke in die sous; plaas die

hoenderstukke in die stadige kookplaat; Gooi die oorblywende sous oor alles. Bedek en kook op LOW vir ongeveer 6 uur.

2. Verwyder die hoender na 'n warm opdienbord en gooi die vloeistof in die pan of sosatiepan. Bring tot kookpunt en kook verder vir 3 tot 4 minute om effens te verminder. Meng die mielieblom by die sousmengsel.

3. Kook oor lae hitte tot dit verdik. Gooi bietjie sous oor die hoender, en druk die res fyn.

4. Sit die hoender voor met warm rys.

Heuninggeroosterde hoender met patats

INHOUD

- 3 koppies geskil en in skywe gesny patats, ongeveer 2 medium tot groot patats
- 1 blik (8 onse) pynappelstukke, versap, ongedreineer
- 1/2 koppie hoenderaftreksel
- 1/4 koppie fyngekapte ui
- 1/2 teelepel gemaalde gemmer
- 1/3 koppie braaisous, jou gunsteling
- 2 lepels heuning
- 1/2 teelepel droë mosterd
- 4 tot 6 hoenderboudjies (boudboud en boud, vel verwyder)

VOORBEREIDING

In 'n 3 1/2- tot 5-kwart stadige kookplaat, kombineer patats, sap pynappel, hoenderaftreksel, gekapte ui en gemaalde gemmer; Roer om goed te kombineer. Meng die braaisous, heuning en droë mosterd in 'n klein bakkie; Roer om goed te kombineer.

Smeer die hoender mildelik met die braaisousmengsel aan alle kante. Plaas die bedekte hoender in 'n enkellaag bo-op die patat- en pynappelmengsel, oorvleuel indien nodig. Gooi die oorblywende braaisousmengsel oor die hoender.

2. Bedekking; Kook op laag vir 7 tot 9 uur of totdat die hoender vurksag is, die sappe helder is en die patats sag is.

3,4 tot 6 persone.

Hoisin hoender met heuning

INHOUD

- 2 tot 3 kilogram hoenderstukke (of heel hoender, gekap)
- 2 eetlepels sojasous
- 2 eetlepels hoisinsous
- 2 lepels heuning
- 2 eetlepels droë witwyn
- 1 eetlepel gerasperde gemmerwortel of 1 teelepel gemaalde gemmer
- 1/8 teelepel gemaalde swartpeper
- 2 eetlepels mieliestysel
- 2 eetlepels water

VOORBEREIDING

1. Was en droog die hoender; Plaas dit onder die stadige kookplaat.

2. Meng sojasous, rosyntjiesous, heuning, wyn, gemmer en peper. Gooi die sous oor die hoender.

3. Bedek en prut vir sowat 5 1/2 tot 8 uur, of tot hoender sag is en sap helder is.

4. Meng mieliestysel en water.

5. Verwyder die hoender uit die stadige kookplaat; Verhoog die hitte en voeg die mieliestysel en watermengsel by.

6. Hou aan kook tot verdik en voeg die hoender by die stadige kookplaat om deur te verhit.

Italiaanse-styl hoender

INHOUD

- 4 hoenderborsies, sonder been, in happiegrootte stukke gesny
- 1 - 16 onse. ingemaakte tamaties, gekap
- 1 groot groen soetrissie, gekap
- 1 klein kop eetbare ui, gekap
- 1 medium seldery, gekap
- 1 medium wortel, geskil en gekap
- 1 lourierblaar
- 1 teelepel gedroogde tiemie
- 1 teelepel gedroogde basiliekruid
- 1/2 teelepel gedroogde tiemie, indien verkies
- 2 gekapte knoffelhuisies; OF 2 tl. knoffelpoeier
- 1/2 teelepel sout
- 1/2 teelepel rooipeper of na smaak
- 1/2 koppie gerasperde Parmesaan- of Romano-kaas

VOORBEREIDING

1. Meng al die bestanddele behalwe die gerasperde kaas in 'n stadige kookplaat.

2. Bedek en kook op lae hitte vir 6 tot 8 uur. Voor opdiening, verwyder die lourierblaar en strooi gerasperde kaas oor.

3. Gaan goed saam met rys of pasta.

Hoender in 'n pot, Italiaanse styl

INHOUD

- 1 pond ontbeende, vellose hoenderboudjies, of 4 hoenderboudjies sonder vel
- 1/2 koppie gekapte ui
- 1/2 koppie gesnyde ryp ontpitte olywe
- 1 blikkie (14,5 onse) tamaties in blokkies gesny, ongedreineer
- 1 teelepel droë tiemieblare
- 1/2 teelepel sout
- 1/2 teelepel gedroogde roosmaryn, verkrummel
- 'n knippie droë tiemie
- 1/4 teelepel knoffelpoeier
- 1/4 koppie koue water of hoenderaftreksel
- 1 eetlepel mieliestysel

VOORBEREIDING

1. Plaas die hoender in 'n 3 1/2 tot 5 liter stadige kookplaat. Plaas gekapte ui en gesnyde olywe bo-op. Meng die tamaties met tiemie, sout, roosmaryn, tiemie en knoffelpoeier. Gooi die tamatiemengsel oor die hoender. Bedek en kook op LAAG vir 7 tot 9 uur of totdat hoender vurk sag is en sappe helder is. Rangskik die hoender en groente op 'n warm opdienbord met 'n

rooster. Bedek met foelie en hou warm. Draai die Crockpot na HOOG.

2. Meng water of sop en mieliestysel in 'n koppie of klein bakkie; meng tot glad. Roer by die vloeistof in die pot. Bedek en kook tot dit verdik. Bedien die verdikte sous saam met die hoender.

3. Diens 4.

Italiaanse Hoender Spaghetti, Slow Cooker

INHOUD

- 1 blikkie (8 onse) tamatiesous
- 6 tot 8 beenlose, vellose hoenderborsieshelftes
- 1 blikkie (6 onse) tamatiepasta
- 3 eetlepels water
- 3 middelslag knoffelhuisies, fyngemaak
- 2 teelepels gedroogde tiemieblare, fyngedruk
- 1 teelepel suiker of na smaak
- warm gaar spaghetti
- 4 onse gerasperde mozzarellakaas
- Gerasperde Parmesaankaas

VOORBEREIDING

1. As jy wil, braai die hoender in verhitte olie; ontslag. Besprinkel mildelik met sout en peper. Plaas die hoender in die stadige kookplaat. Meng tamatiesous, tamatiepasta, water, knoffel, tiemie en suiker; Gooi oor die hoender. Bedek en kook op LAAG vir 6 tot 8 uur. Verwyder die hoender en hou

warm. Sit die stoof op hoë hitte, meng die mozzarellakaas by die sous. Kook bedek totdat die kaas smelt en die sous goed verhit is.

2. Bedien die hoender en sous oor warm gaar spaghetti. Sit voor met parmesaankaas.
3. Dit is bedoel vir 6 tot 8 mense.

Maklike Hoender Stroganoff

INHOUD

-
1 koppie vetvrye suurroom
- 1 eetlepel Gold Metal veeldoelige meel
- 1 pakkie hoendersousmengsel (sowat 1 ons)
- 1 glas water
- 1 pond ontbeende, vellose hoenderborsies in 1-duim-stukke gesny
- 16 onse bevrore Kalifornië setperke, ontdooi
- 1 koppie gesnyde sampioene, gestoof
- 1 koppie bevrore ertjies
- 10 onse aartappels, geskil en in 1-duim stukke gesny, ongeveer 2 medium geskilde aartappels
- 1 1/2 koppies Bisquick-bakmengsel
- 4 groen uie, gekap (1/3 koppie)
-
1/2 koppie 1% laevet melk

VOORBEREIDING

1. Kombineer suurroom, meel, sousmengsel en water in 'n 3-1/2- tot 5-kwartkastrol tot glad. Meng die hoender, groente en sampioene. Bedek en prut vir

4 uur of totdat die hoender sag is en die sous verdik het. Meng die ertjies. Roer die kookmengsel en ui by. Roer die melk tot klam. Gooi 'n ronde lepel beslag oor die hoender-en-groentemengsel. Bedek en kook oor hoë hitte vir 45 tot 50 minute of tot 'n tandestokkie wat in die middel van die frikkadelle gesteek word skoon uitkom.

2. Bedien 4 porsies dadelik.

Slow Cooker Hoender met Lilly's Kaas sous

INHOUD

- 6 ontbeende en vellose hoenderborsies
- 2 bokse hoenderroomsop
- 1 boks kaassop
- sout, peper, knoffelpoeier na smaak

VOORBEREIDING

1. Sprinkel die hoenderborsie met knoffelpoeier, sout en peper.
2. Plaas 3 hoenderborsies in die stadige kookplaat. Kombineer alle sop; Gooi die helfte van die sous oor die eerste 3 hoenderborsies.
3. Plaas die oorblywende 3 hoenderborsies bo-op. Gooi die oorblywende sop bo-oor.
4. Bedek en kook op LAAG vir 6 tot 8 uur.

Mexikaanse styl hoenderborsie

INHOUD

- 2 eetlepels groente-olie
- 3 tot 4 beenlose, vellose hoenderborsieshelftes, in 1-duim-stukke gesny
- 1/2 koppie gekapte ui
- 1 groen soetrissie (of gebruik rooi soetrissie)
- 1 tot 2 klein jalapeno-rissies, fyn gekap
- 3 knoffelhuisies, fyngemaak
- 1 blik (4 onse) sagte chili-rissies, gekap
- 1 blik (14 1/2 onse) Mexikaanse-styl in blokkies gesny, brandrissie, of geroosterde tamaties
- 1 teelepel droë tiemieblare
- 1/4 teelepel gemaalde komyn
- gerasperde Mexikaanse gemengde kaas
- Salsa
-

Bykomende versierings

- Suurroom
- Guacamole
- gesnyde sprietuie
- gekapte tamaties

- gekapte blaarslaai
- gesnyde ryp olywe
-

Koljander

VOORBEREIDING

1. Verhit die olie in 'n groot pan oor medium hitte. Bruin hoenderborsie. Haal dit uit en maak dit leeg.
2. Soteer die ui, groenrissie, knoffel en jalapenopeper in dieselfde pan tot sag.
3. Plaas die hoenderborsie en uiemengsel in die stadige kookplaat.
4. Voeg sagte brandrissie, tamaties, origanum en komyn by stadige kookplaat; meng om te kombineer.

5. Bedek en kook vir 6 tot 8 uur op LAAG (3 tot 4 uur op HOOG).
6. Sit voor met warm meel tortillas, gerasperde kaas en salsa, saam met jou gunsteling toppe en speserye.
7. Guacamole of suurroom maak 'n lekker bygereg met gesnyde sprietuie of blokkies tamaties.

Paula se hoender met preie

INHOUD

- 3 tot 4 kilos hoenderstukke, met bene
- 4 tot 6 aartappels, in 1/4-duim dik skywe gesny
- 1 pakkie prei sopmengsel
- 1 dun gesnyde prei of 4 gesnyde groen uie
- 1/2 tot 1 glas water
- Rooipeper
- Speserye •

VOORBEREIDING

1. Plaas die aartappels onder in die pot/slow cooker, bo-op met die uie of preie, voeg dan die hoender by. (As jy veelvuldige lae hoender, sout en peper gaan byvoeg, voeg die onderste lae by. Moet nog nie die boonste laag geur nie.) Kombineer preisop met sowat 1/2 koppie water; gooi dit oor hulle. Geur die boonste laag hoender. Op hierdie stadium sprinkel ek ook paprika oor om dit kleur te gee.

- Indien verkies, geur met gekapte knoffel en 'n bietjie vars roosmaryn.

Kook op lae hitte vir 6 tot 7 uur, voeg meer water by indien nodig.

Cheeky Jack Daniel se Geroosterde Hoenderboudjies

INHOUD

- 5 tot 6 kilogram hoenderboudjies
- 1 koppie alledaagse meel
- 1 teelepel sout
- 1/2 teelepel gemaalde swartpeper
-

BBQ sous

- 1 1/2 koppies ketchup
- 4 eetlepels botter
- 1/2 koppie Jack Daniels of ander kwaliteit whisky
- 5 eetlepels bruinsuiker
- 3 eetlepels melasse
- 3 eetlepels appelasyn
- 2 eetlepels Worcestersous
- 1 eetlepel sojasous
- 4 teelepels Dijon-mosterd of fynproewersmosterd
- 2 teelepels vloeibare rook
- 1 1/2 teelepel uiepoeier
- 1 teelepel knoffelpoeier
- Opsioneel, 1 eetlepel sriracha of meer (kan vervang word vir ongeveer 1 teelepel rooipeper)

- 1/2 teelepel gemaalde swartpeper

VOORBEREIDING

1. Voer 2 bakplate met rande uit met foelie; Spuit met kleefwerende kooksproei. Voorverhit oond tot 425 grade.
2. Meng die dragees met die meelmengsel, 1 teelepel sout en 1/2 teelepel peper.
3. Plaas op bakplate en bak vir 20 minute. Draai die dromme om en keer terug na die oond. Bak vir nog 20 minute of tot mooi bruin.
4. Plaas intussen sousbestanddele in 'n middelslagpot; Meng goed en laat dit oor matige hitte kook.

5. Verlaag die hitte en kook vir 5 minute.
6. Plaas die boudjies oor na 'n bak of stadige kookplaat (as jy dit vir een bondel warm gaan hou). Bedruip met omtrent die helfte van die braaisous. Sit dadelik voor met sous of draai slow cooker op LOW om warm te bly. As dit nie dadelik bedien word nie, verkoel oorblywende sous tot opdientyd.
7. Bedien boudjies warm met doopsous. Hou baie servette byderhand.
8. Hierdie resep maak sowat 3 dosyn stukke, genoeg vir 6-8 mense as 'n voorgereg.

Sherri's Hoender en Dumplings

INHOUD

- 4 hoenderborsieshelftes
- 2 blikkies hoenderaftreksel (3 1/2 koppies)
- 1 glas water
- 3 blokkies hoenderbouillon of 'n geskikte aftreksel of korrels
- 1 klein wortel, gekap
- 1 klein ribbetjie seldery, gekap
- 1/2 koppie gekapte ui
-

12 groot meel tortillas

VOORBEREIDING

1. Meng al die bestanddele behalwe die tortilla in 'n stadige kookplaat. Kook op lae hitte vir 8 tot 10 uur. Verwyder die hoender en skei die vleis van die

bene, sit dan die sop op die stoof in 'n groot pot. Sny die hoender in happiegrootte stukke en sit terug na die sous op die stoofplaat. Laat dit liggies kook.

2. Sny die brood in die helfte en dan in 1-duim repe. Plaas die repe in die kokende sous en kook liggies vir 15 tot 20 minute, terwyl jy af en toe roer. Die sop moet verdik, maar as dit te dun is, meng 1 eetlepel mieliestysel met genoeg water om op te los en roer by die sop.
3. Kook vir nog 5 tot 10 minute.
4. vir 4 mense.

Eenvoudige hoenderbraai in stadige kook

INHOUD

•

3 ontbeende hoenderborsies helftes

• 1 1/2 koppies pittige braaisous, van jou keuse, plus meer vir opdiening

• 1 medium ui, in skywe gesny of gekap

• gebraaide broodjies

•

koolslaai, vir opdiening

VOORBEREIDING

1. Was en droog die hoenderborsie af. Plaas in stadige kookplaat met 1 1/2 koppies braaisous en ui. Roer om die hoender te bedek. Bedek en kook op HOOG vir 3 uur.
2. Verwyder die hoenderborsies na 'n bord en kap of versnipper dit. Plaas die gesnyde hoender terug na die sous in die stadige kookplaat; roer om te kombineer. Bedek en kook vir nog 10 minute.
3. Bedien gesnyde hoender op geroosterde broodjies met koolslaai en bykomende braaisous.
4. Dit is bedoel vir 4 tot 6 mense.

Slow Cooker Hoender Dijon

INHOUD

•

1 tot 2 pond sagte hoenderborsie

• 1 blik gekondenseerde room hoenderbouillon, onverdunde (10 1/2 onse)

• 2 eetlepels gewone of gegranuleerde Dijon-mosterd

• 1 eetlepel mieliestysel

• 1/2 glas water

• peper na smaak

• 1 teelepel droë pietersielieblare of 1 eetlepel vars gekapte pietersielie

VOORBEREIDING

1. Was en droog die hoender; sit in slowcooker. Kombineer sop met mosterd en mieliestysel; Voeg water by en meng. Roer pietersielie en peper by. Gooi die mengsel oor die hoender. Bedek en kook op LAAG vir 6 tot 7 uur. Sit voor met warm gekookte rys en 'n groentebygereg.
2. Hoender Dijon-resep bedien 4 tot 6 mense.

Geroosterde hoender in stadige kook

INHOUD

- 3 tot 4 kilogram hoenderstukke
- 1 groot ui, grof gekap
- 1 bottel braaisous

VOORBEREIDING

1. Plaas die hoender onder in die stadige kookplaat of pot en voeg die uie en braaisous by. Kook op LOW vir ongeveer 6 tot 8 uur of totdat die hoender sag is maar nie uitmekaar val nie.
2. Dit is bedoel vir 4 tot 6 mense.

Hoender zabatak gerooster in stadige kook

INHOUD

- 1/2 koppie meel
- 1/2 teelepel knoffelpoeier
- 1 teelepel droë mosterd
- 1 teelepel sout
- 1/4 teelepel peper
- 8 hoenderboudjies
- 2 eetlepels groente-olie
- 1 koppie dik braaisous

VOORBEREIDING

1. Plaas die meel, knoffelpoeier, mosterd, sout en peper in 'n kosbêresak. Voeg 'n paar stukkies hoender op 'n slag by en skud om goed te bedek. Verhit die olie in 'n groot pan; Voeg die hoender by en braai dit aan alle kante. Gooi die helfte van die

braaisous in die pot; Voeg die hoender by en voeg die oorblywende sous by. Kook vir 6 tot 7 uur of tot hoender sag is en sappe helder is.

2. Dit is bedoel vir 4 tot 6 mense.

Slow Cooker Hoender en Wors Pasta Sous

INHOUD

- 1 eetlepel olyfolie
- 4 huisies fyngedrukte knoffel
- 1/2 koppie gekapte ui
- 1 rooi soetrissie, gekap
- 1 groenrissie, gekap
- 1 klein zucchini, gekap
- 1 blik (4 onse) sampioene
- 1 blikkie tamaties, Italiaans gegeur
- 1 blikkie (6 onse) tamatiepasta
- 3 skakels soet Italiaanse wors
- 4 ontbeende hoenderborsies, in repe gesny
- 1 teelepel Italiaanse geurmiddels•
- opsionele rooipepervlokkies

VOORBEREIDING

1. Verhit die olie in 'n pan. Soteer die ui en knoffel tot ligbruin. Optel.
2. Voeg wors by; oral bruin. Voeg die hoender by en kook tot goudbruin. Dreineer die oortollige olie. Sny die worsies in 1-duim stukke. Meng al die oorblywende bestanddele in 'n stadige kookplaat

met ui en knoffel. Voeg die worsies by, dan die hoenderrepies. Bedek en kook op LOW vir 4 tot 6 uur, totdat die hoender sag en droog is.

3. Bedien hierdie heerlike sous oor warm gaar pasta.
4. vir 4 mense.

Hoenderkerrie in stadige kook

INHOUD

- 2 heel hoenderborsies, ontbeen en gekap
- 1 boks room van hoendersop
- 1/4 koppie droë sjerrie
- 2 eetlepels. botter of margarien
- 2 koppe sprietuie, fyn gekap
- 1/4 teelepel. kerriepoeier
- 1 teelepel. sout
- 'n Knippie peper
-

warm gekookte rys

VOORBEREIDING

1. Plaas die hoender in 'n oondbak. Voeg al die oorblywende bestanddele behalwe rys by. Bedek en kook op laag of hoog vir 2 tot 3 uur vir 4 tot 6 uur. Bedien met warm rys.

Hoenderkerrie in stadige kook met rys

INHOUD

- 4 ontbeende, vellose hoenderborsies in repe of 1-duim-stukke gesny
- 2 groot uie in kwarte en dun gesny
- 3 knoffelhuisies, fyngemaak
- 1 eetlepel sojasous of Tamari
- 1 teelepel Madras-kerriepoeier
- 2 teelepels paprika
- 1 teelepel borrie
- 1 teelepel gemaalde gemmer
- 1/3 koppie hoenderaftreksel of water
- sout en varsgemaalde swartpeper na smaak
- warm gekookte rys

VOORBEREIDING

1. Meng al die bestanddele behalwe die rys in 'n stadige kookplaat of pot.
2. Bedek en kook vir 6 tot 8 uur of totdat die hoender sag is.
3. Proe en geur met sout en peper indien nodig.

4. Bedien oor rys of noedels

Slow Cooker Hoender Enchiladas

INHOUD

•

3 koppies gekapte gaar hoender

- 3 koppies gerasperde Mexikaanse peperkaas, verdeel
- 1 blik (4,5 onse) gekapte groenrissies
- 1/4 koppie gekapte vars koljander
- 1 1/2 koppies suurroom, verdeel
- 8 meel tortillas (8 duim)
- 1 koppie tamatie salsa
- Aanbevole garnerings: tamaties in blokkies gesny, skorsies, ryp olywe, jalapeño ringe, gekapte vars koljander

VOORBEREIDING

1. Olie 'n 4 tot 6 liter stadige kookplaat liggies.
2. In 'n bak, kombineer blokkies hoender met 2 koppies gerasperde kaas, gekapte groen chiles, 1/4

koppie gekapte koriander, en 1/2 koppie suurroom; Roer om die bestanddele te kombineer.

3. Plaas van die hoendermengsel in die middel van die brood en versprei die mengsel eweredig tussen al agt brode. Rol hulle op en plaas hulle naatkant na onder in die voorbereide stoof.
4. Indien nodig, stapel die brood op.
5. In 'n klein bak, meng die salsa met die oorblywende 1 koppie suurroom. Smeer die mengsel op die tortillas.
6. Bedek en kook op LAAG vir 4 uur. Sprinkel die oorblywende gerasperde kaas op die tortillas. Bedek en kook op LAAG vir nog 20 tot 30 minute.
7. Dit is bedoel vir 4 tot 6 mense.

Hoenderfrikassee in stadige kook met groente

INHOUD

- 4 tot 6 beenlose, vellose hoenderborsieshelftes
- peper en sout na smaak
- 2 eetlepels botter
- 2 knoffelhuisies, fyngemaak
- 3 eetlepels veeldoelige meel
- 2 koppies lae-natrium hoenderbouillon
- 1 teelepel gedroogde tiemie
- 1/2 teelepel droë dragonblare
- 3 tot 4 wortels in 2-duim-stukke gesny
- 2 uie, gehalveer, dikker gesny
- 2 groot preie, net die wit deel, was en kap
- 1 lourierblaar
- 1/2 koppie halfklaar of ligte room
-

1 1/2 koppies bevrore ertjies, ontdooi

VOORBEREIDING

1. Was en droog die hoenderborsie af. Los dit eenkant. Braai die gemaalde knoffel vir een minuut in botter, voeg dan die meel by en kook, terwyl jy

roer, totdat die mengsel glad word. Gooi die aftreksel in (jy kan 1/4 koppie droë witwyn of sjerrie gebruik in plaas van van die aftreksel), tiemie en dragon en roer tot verdik. Plaas ui, wortel, hoender, dan prei in 'n pan; Gooi die sous oor hulle almal. Voeg lourierblaar by. Bedek en kook op LAAG vir 6 tot 7 uur of op HOOG vir 3 tot 5 uur.

2. As jy op laag kook, verander na hoog en roer in die helfte en ontdooide ertjies. Bedek en kook verder oor hoë hitte vir nog 15 minute of totdat die ertjies deurwarm is. Proe en pas die geurmiddels aan. Verwyder die lourierblaar voor opdiening.
3. Dit is bedoel vir 4 tot 6 mense.

Stadiggekookte hoender met pikante sous

INHOUD

- 1/2 c. tamatiesap
- 1/2 c. sojasous
- 1/2 c. bruinsuiker
- 1/4 c. hoender sop
- 3 knoffelhuisies, fyngemaak
- Hoenderstukke van 3 tot 4 kilogram sonder vel

VOORBEREIDING

1. Meng al die bestanddele behalwe die hoender in 'n diep bak. Doop elke stukkie hoender in die sous. Plaas in slowcooker. Gooi die oorblywende sous bo-oor. Kook op laag vir 6 tot 8 uur of op hoog vir 3 tot 4 uur.
2. Lewer 6 porsies.

Slow Cooker Madras Hoender met Kerriepoeier

INHOUD

- 3 uie in dun skywe gesny
- 4 appels, geskil, ontpit en in dun skywe gesny
- 1 teelepel sout
- 1 tot 2 teelepels kerriepoeier of na smaak
- 1 geroosterde hoender, gekap
- Rooipeper

VOORBEREIDING

1. Meng uie en appels in pot; Sprinkel sout en kerrie oor. Meng goed. Plaas die hoendervel bo-op die uiemengsel. Besprinkel mildelik met paprika.
2. Bedek en kook op LOW vir 6 tot 8 uur, totdat die hoender sag is.
3. Proe en voeg nog speserye by indien nodig.
4. vir 4 mense.

Hoender met sampioene in stadige kook

INHOUD

- 6 stukke hoenderborsie met bene, sonder vel
- 1 1/4 teelepels sout
- 1/4 teelepel peper
- 1/4 teelepel rooipeper
- 1 3/4 teelepels hoendergegeurde sous of hoenderaftreksel
- 1 1/2 koppies gesnyde vars sampioene
- 1/2 koppie groen ui, in skywe gesny
- 1/2 glas droë witwyn
- 1/2 koppie ingedampte melk
- 5 teelepels mieliestysel
- vars gekapte pietersielie

VOORBEREIDING

1. Was en droog die hoender. Meng sout, peper en rooipeper in 'n bak. Vryf die hele mengsel oor die hoender. Plaas die hoender, bouillonblokkies of blare, sampioene en sprietuie om die beurt in 'n stadige kookplaat. Gooi die wyn stadig in. Moenie die bestanddele meng nie. Bedek en kook op hoog vir 2 1/2 tot 3 uur of op laag vir 5 tot 6 uur, of

totdat die hoender sag is maar nie uitmekaar val nie.

2. Verwyder die hoender en groente na 'n bord of opdienbak met 'n gaatjieslepel. Bedek met foelie en hou die hoender warm. In 'n klein kastrol, kombineer die ingedampte melk en mieliestysel, roer tot die mengsel glad is. Roer 2 koppies van die kookvloeistof stadig by. Bring tot kookpunt oor matige hitte, roer; Hou aan kook vir 1 minuut of tot verdik. Gooi 'n deel van die sous oor die hoender en garneer met pietersielie indien verkies. Indien verkies, bedien met warm gekookte rys of noedels.

Slow Cooker Cordon Bleu

INHOUD

• 6 hoenderborsies helftes, sonder been, sonder vel - klits om effens plat te maak

• 6 dun skywe ham

• 6 dun skywe Switserse kaas

• 1/4 tot 1/2 koppie meel vir bedek

• 1/2 pond gesnyde sampioene

• 1/2 koppie hoenderaftreksel

• 1/2 koppie droë witwyn (of gebruik hoenderaftreksel)

• 1/2 teelepel fyngemaakte roosmaryn

• 1/4 koppie gerasperde Parmesaankaas

• Meng 2 teelepels mieliestysel met 1 eetlepel koue water

• peper en sout na smaak

VOORBEREIDING

1. Plaas 'n sny ham en 'n sny kaas op elke platgemaakte hoenderborsie en rol op. Maak vas met tandestokkies en rol elkeen in meel vir bedek. Plaas die sampioene in die stadige kookplaat, gevolg deur die hoenderborsie. Klits sous, wyn (indien gebruik) en roosmaryn by; Gooi oor die

hoender. Sprinkel parmesaankaas oor. Bedek en kook oor lae hitte vir 6 tot 7 uur. Verwyder hoender net voor opdiening; bly warm.

2. Voeg mieliestyselmengsel by sappe in stadige kookplaat; meng tot dit verdik. Geur met sout en peper, proe dan en pas die geurmiddels aan. Gooi die sous oor die hoenderrolletjies en bedien.
3. Diens 6.

Slow Cooker Dijon Hoender

INHOUD

•

4 ontbeende hoenderborsies helftes

•

1 eetlepel heuning Dijon mosterd

• sout en grofgemaalde swartpeper of pittige peper

• 2 pakkies (8 onse elk) babaspinasie of 1 pond gewas en gedroogde vars spinasieblare

• Sny 2 eetlepels botter in klein stukkies

• opsionele gekapte vars koljander of pietersielie

•

opsionele geroosterde amandelskywe•

VOORBEREIDING

1. Smeer die stadige kookplaat of spuit dit met kleefwerende kossproei.
2. Was en droog die hoenderborsie af.
3. Vryf die hoender met heuningmosterd; strooi sout en peper oor.
4. Plaas die hoenderborsies in die stadige kookplaat. Plaas spinasie bo-op.
5. As jou stadige kookplaat te klein is vir al die spinasie, stoom kort en voeg verlepte spinasieblare by.

6. Smeer die spinasie met botter en sprinkel nog sout en peper oor.
7.
8. Voor opdiening, garneer met koljander of pietersielie of, indien verkies, sprinkel met geroosterde amandels.
9. Bedek en kook op LAAG vir 5 tot 6 uur.

• Om die amandels te rooster, voeg dit by 'n droë pan oor matige hitte. Kook, terwyl jy aanhoudend roer, tot ligbruin en aromaties.

Hoender met suurlemoen in stadige kook

INHOUD

• 1 braaikuiken, in blokkies gesny of sowat 3 1/2 kilos hoenderstukke

• 1 teelepel fyngedrukte droë tiemieblare

• 2 knoffelhuisies, fyngemaak

• 2 eetlepels botter

• 1/4 koppie droë wyn, sjerrie, hoenderaftreksel of water

• 3 eetlepels suurlemoensap

• Sout en peper

VOORBEREIDING

1. Sout en peper die hoenderstukke. Sprinkel die helfte van die knoffel en tiemie oor die hoender.

2. Smelt die botter in 'n pan oor matige hitte en braai die hoender.
3. Plaas die hoender oor na 'n oondbak. Sprinkel die oorblywende tiemie en knoffel oor. Voeg wyn of sjerrie by braaipan en roer om bruin stukkies los te maak; Gooi in die stadige kookplaat.
4. Bedek en kook op LAAG (200°) vir 7 tot 8 uur. Voeg in die laaste uur suurlemoensap by.
5. Verwyder olies uit sappe en gooi in opdienbak; indien verkies, verdik die sappe.
6. Sit voor met hoenderaftreksel.
7. vir 4 mense.

Stadig gaar hoender

INHOUD

- 1 eetlepel botter
- 1 koppie gekapte ui
- 1/2 teelepel gemaalde knoffel
- 1 1/2 koppies tamatieketchup
- 1/2 koppie appelkoos- of perskekonfyt
- 3 eetlepels appelasyn
- 2 eetlepels Worcestersous
- 2 teelepels vloeibare rook
- 2 eetlepels melasse
- rasper wonderpeper
- 1/4 teelepel varsgemaalde swartpeper
- 1/8 tot 1/4 teelepel gemaalde rooipeper
- 1 kg hoenderborsie sonder been
- 1 pond ontbeende hoenderboudjies

VOORBEREIDING

1. Smelt die botter in 'n medium-hoë pan oor medium hitte. Wanneer die botter smelt, voeg die gekapte ui by en kook, terwyl jy roer, totdat die ui sag en ligbruin is. Voeg die gekapte knoffel by en kook, terwyl jy roer, vir nog sowat 1 minuut. Voeg ketchup, appelkooskonfyt, asyn, Worcestersous, vloeibare rook, melasse, wonderpeper, swartpeper en paprika by. Kook vir 5 minute.
2. Plaas 1 1/2 koppies van die sous in die stadige kookplaat.
3. Behou oorblywende sous; sit in 'n houer en verkoel tot opdiening. Voeg die hoenderstukke by die stadige kookplaat. Bedek en kook op LOW vir 4 1/2 tot 5 uur of tot hoender sag is en maklik uitmekaar val. Sny die hoenderstukke met 'n vurk.
4. Sit voor op gesplete geroosterde broodjies met koolslaai en bykomende braaisous.
5. Die spyskaart bevat ook aartappelslaai of gebakte aartappels met gebakte bone, gesnyde piekels en tamaties. Ek hou van koolslaai en geroosterde piekels, maar ander toppe kan jalapeno-peperringe, dun gesnyde rooi ui, gewone gekerfde kool en gesnyde tamaties of komkommers insluit.
6. 8 mense.

Gerookte wors en kool

INHOUD

•

1 klein kopkool, grof gekap

•

1 groot ui, grof gekap

- 1 tot 2 pond kalkoenpatty of kielbasa gerookte wors, in 1- tot 2-duim stukke gesny
- 1 glas appelsap
- 1 eetlepel dijonmosterd
- 1 eetlepel appelasyn
- 1 tot 2 eetlepels bruinsuiker
- 1 teelepel komynsaad, indien verkies
- peper na smaak

VOORBEREIDING

1. Plaas die kool, ui en wors in 'n 5- of 6-kwart stadige kookplaat (om 'n 3 1/2-kwart pot te maak,

gebruik minder kool of soteer vir ongeveer 10 minute, dreineer dan en voeg by). As dit gebruik word, kombineer sap, mosterd, asyn, bruinsuiker en komynsaad; Gooi oor die slow cooker bestanddele. Sprinkel peper na smaak oor. Bedek en kook oor lae hitte vir 8 tot 10 uur. Sit voor met aartappels en groenslaai, indien verlang.

Hoender met Spaanse rys

INHOUD

- 4 hoenderborsiehelftes sonder vel
- 1/4 teelepel sout
- 1/4 teelepel peper
- 1/4 teelepel rooipeper
- 1 eetlepel groente-olie
- 1 middelslag ui, gekap
- 1 klein rooi soetrissie, gekap (of gekapte geroosterde rooi soetrissie)
- 3 knoffelhuisies, fyngemaak
- 1/2 teelepel droë roosmaryn
- 1 blik (14 1/2 oz) fyngemaakte tamaties
- 1 pakkie (10 onse) bevrore ertjies

VOORBEREIDING

1. Geur die hoender met sout, peper en paprika. Verhit die olie in 'n pan en braai die hoender aan alle kante oor matige hitte. Plaas die hoender na die stadige kookplaat.
2. Meng die oorblywende bestanddele behalwe die bevrore ertjies in 'n klein bakkie. Gooi oor die

hoender. Bedek en kook vir 7 tot 9 uur op laag of 3 tot 4 uur op hoog. 'n Uur voor opdiening, spoel die ertjies in 'n vergiettes onder warm water af en voeg dit dan by die pot. Sit hierdie hoendergereg voor met warm gekookte rys.

Tama se hoenderpote op die rooster

INHOUD

- 6 tot 8 bevrore hoenderboudjies

- 1 bottel dik braaisous

VOORBEREIDING

1. Plaas die bevrore hoenderboudjies in die stadige kookplaat. Gooi die braaisous oor hulle. Bedek en kook op HOOG vir 6 tot 8 uur.
2. •Let wel: As jy met 'n ontdooide hoenderdy begin, kan jy óf die vel eers verwyder óf dit skroei en dit op LAAG kook vir 6 tot 8 uur om die vet te verminder.

Tamino Gesmoorde Hoender Mozzarella

INHOUD

- 4 hoenderboudjies
- 2 lepels speserye, knoffel, peper
- 1 boks zucchini in tamatiesous
- 4 onse gerasperde Mozzarella-kaas

VOORBEREIDING

1. Plaas die hoender in die stadige kookplaat en besprinkel met speserye. Gooi die zucchini met tamatiesous oor die hoender. Bedek en kook op LAAG vir 6 tot 8 uur. Strooi kaas oor en bak tot die kaas smelt, sowat 30 minute.

Witpeper hoendervleis

INHOUD

• 4 beenlose, vellose hoenderborsieshelftes, in 1/2-duim-stukke gesny

• 1/2 koppie gekapte seldery

• 1/2 koppie gekapte ui

• 2 blikkies (14,5 onse elk) gestoofde tamaties, gekap

• 16 onse. heuning. salsa of picante sous

• 1 blikkie kekerertjies of gedreineerde nierbone

• 6 tot 8 onse. gesnyde sampioene

• Olyf olie

VOORBEREIDING

1. Bruin hoender op 1 eetlepel olyfolie. Kap die seldery, ui en sampioene. Meng al die bestanddele in 'n groot stadige kookplaat; meng en kook op lae hitte vir 6-8 uur. Sit voor met korserige brood of taco-skyfies. • As jy daarvan hou pittig, gebruik warm salsa of picante sous.

Hoender en swartbone in stadige kook

INHOUD

- 3 tot 4 hoenderborsies sonder been, in repe gesny
- 1 blik (12 tot 15 onse) mielies, gedreineer
- 1 blik (15 onse) swartbone, afgespoel en gedreineer
- 2 teelepels komyn
- 2 teelepels paprika
- 1 ui, gehalveer en in dun skywe gesny
- 1 groenrissie in repe gesny
- 1 blikkie (14,5 onse) tamaties in blokkies gesny
- 1 blikkie (6 onse) tamatiepasta

VOORBEREIDING

1. Meng al die bestanddele in 'n stadige kookplaat. Bedek en kook oor lae hitte vir 5 tot 6 uur.
2. Garneer met gerasperde cheddarkaas indien verkies. Sit fiesta hoender en swartbone voor saam met warm meel tortillas of oor rys.
3. vir 4 mense.

Hoender en sous, stadige kookplaat

INHOUD

- 1 sak Gekruide Vulselmengsel, 14 tot 16 onse
- 3 tot 4 koppies gaar blokkies hoender
- 3 bokse hoenderroomsop
- 1/2 koppie melk
- 1 tot 2 koppies gerasperde cheddarkaas

VOORBEREIDING

1. Berei die vulmengsel volgens die instruksies op die verpakking voor en plaas dit in 'n 5-liter houer. Meng 2 blikkies room van hoendersop. In 'n mengbak, kombineer die blokkies hoender, 1 blikkie roomhoendersop en die melk. Smeer oor die vulsel in die slowcooker. Sprinkel kaas daarop. Bedek en kook op laag vir 4 tot 6 uur of op hoog vir 2 tot 3 uur.
2. Dit is bedoel vir 6 tot 8 mense.

Hoender en sampioene, stadige kookplaat

INHOUD

- 6 hoenderborsieshelftes, sonder been, sonder vel
- 1 1/4 teelepel. sout
- 1/4 teelepel. peper
- 1/4 teelepel. Rooipeper
- 2 teelepels hoenderbouillonkorrels
- 1 1/2 koppies gesnyde sampioene
- 1/2 koppie gesnyde skorsies
- 1/2 glas droë witwyn
- 2/3 koppie ingedampte melk
- 5 teelepels. Mielies stysel
- Gekapte vars pietersielie
-

warm gekookte rys

VOORBEREIDING

1. Meng sout, peper en paprika in 'n klein bak. Vryf die hele mengsel in die hoender in.
2. Plaas die hoender, bouillonblokkies, sampioene en skulpe om die beurt in die stadige kookplaat. Gooi die wyn in. MOENIE MENG NIE.

3. Bedek en kook op HOOG vir 2 1/2 tot 3 uur of LAAG vir 5 tot 6 uur, of totdat die hoender sag is maar van die been afval. Indien moontlik, smeer een so halfpad deur die bak.
4. Verwyder die hoender en groente met 'n gaatjieslepel na 'n bord.
5. Bedek met foelie en hou warm.
6. In 'n klein kastrol, klits die ingedampte melk en mieliestysel saam tot glad. Roer 2 koppies van die kookvloeistof stadig by. Bring tot kookpunt, roer, oor matige hitte en kook vir 1 tot 2 minute of tot verdik.
7. Gooi 'n deel van die sous oor die hoender en garneer met gekapte pietersielie. Bedien die oorblywende sous aan die kant.
8. Sit voor met warm gekookte rys.

Hoender en Parmesaan rys, stadig kook

INHOUD

- 1 koevert uiesopmengsel
- 1 blik (10 3/4 onse) gekondenseerde room van sampioensop, verminderde vet
- 1 blik (10 3/4 onse) gekondenseerde room hoenderbouillon, verminderde vet
- 1 1/2 koppies nie-vet of afgeroomde melk
- 1 glas droë witwyn
- 1 glas wit rys
- 6 ontbeende, vellose hoenderborsies
- 2 eetlepels botter
- 2/3 koppie gerasperde Parmesaankaas

VOORBEREIDING

1. Meng uiesop, kondensroomsop, melk, wyn en rys. Spuit Crock Pot w/pam. Plaas die hoenderborsies in die pan, bedek met 1 teelepel botter, gooi die sopmengsel oor alles, sprinkel dan Parmesaankaas oor. Kook vir 8 tot 10 uur op laag of 4 tot 6 uur op hoog. Diens 6.

Hoender en garnale

INHOUD

• 2 kg hoender, ontbeende boud en bors, vel verwyder, in stukke gesny

• 2 eetlepels ekstra suiwer olyfolie

• 1 koppie gekapte ui

• 2 knoffelhuisies, fyngemaak

• 1/4 koppie gekapte pietersielie

• 1/2 glas witwyn

• 1 groot blikkie (15 onse) tamatiesous

• 1 teelepel gedroogde basiliekruid

• 1 pond ongekookte garnale, geskil en ontwater

• sout en varsgemaalde swartpeper na smaak

• 1 pond fettuccine, linguine of spaghetti

VOORBEREIDING

1. Verhit die olyfolie in 'n groot braaipan of pan oor medium-hoë hitte. Voeg die hoenderstukke by en kook, terwyl jy roer, tot ligbruin. Verwyder die hoender na die stadige kookplaat.
2. Voeg nog 'n bietjie olie by die pan en soteer die ui, knoffel en pietersielie vir sowat 1 minuut.

Verwyder van die hitte en roer die wyn, tamatiesous en gedroogde basiliekruid by. Gooi die mengsel oor die hoender in die stadige kookplaat.

3. Bedek en kook op LAAG vir 4 tot 5 uur.
4. Roer die garnale by, bedek en kook op LAAG vir nog sowat 1 uur.
5. Geur met sout en varsgemaalde swartpeper.
6. Kook die pasta in kokende soutwater net voor gaar volgens die instruksies op die pakkie.

Hoender en gevulde resep

INHOUD

• 4 ontbeende, vellose hoenderborsies

• 4 snye Switserse kaas

• 1 blik (10 1/2 onse) gekondenseerde room van hoendersop

• 1 blik (10 1/2 onse) gekondenseerde room van sampioensop

• 1 glas hoenderaftreksel

• 1/4 koppie melk

• 2 tot 3 koppies Pepperidge Farm Herb Vulselmengsel of Tuisgemaakte Vulselmengsel

• 1/2 koppie gesmelte botter • Sien Sandy's Notes

• peper en sout na smaak

VOORBEREIDING

1. Sout en peper die hoenderborsie; Plaas die hoenderborsies in die stadige kookplaat.

2. Gooi die hoenderaftreksel oor die hoenderborsie.

3. Plaas 'n sny Switserse kaas op elke bors.

4. Kombineer beide blikkies sop en melk. Gooi die sopmengsel oor die hoenderborsies.

5. Sprinkel alles met die vulselmengsel. Gooi die gesmelte botter daaroor.

6. Kook op lae hitte vir 6-8 uur.

Hoenderborsie met romerige kreoolsous

INHOUD

- 1 bossie sprietuie (6-8, met die meeste groen dele)
- 2 snye spekvleis
- 1 teelepel Creoolse of Cajun-geurmiddels
- 3 eetlepels botter
- 4 eetlepels meel
- 3/4 koppie hoenderaftreksel
- 1 tot 2 eetlepels tamatiepasta
- 4 ontbeende hoenderborsieshelftes
- 1/4 tot 1/2 koppie half-en-half of melk

VOORBEREIDING

1. Smelt die botter in 'n kastrol oor medium-lae hitte. Voeg ui en spek by, kook en roer vir 2 minute. Voeg die meel by, meng en kook vir nog 2 minute. voeg hoenderaftreksel by; Kook tot dit verdik en voeg die tamatiepasta by. Plaas hoenderborsies in slowcooker/crock pot; Voeg die sousmengsel by.

Bedek en kook op lae hitte vir 6 tot 7 uur, roer na 3 uur. Roer die melk so 20 tot 30 minute voor dit klaar is. Sit voor saam met pasta of rys.

2. vir 4 mense.

Hoender brandrissie met hominy

INHOUD

- 2 pond ontbeende, vellose hoenderborsies, in 1- tot 1 1/2-duim-stukke gesny
- 1 middelslag ui, gekap
- 3 knoffelhuisies in dun skywe gesny
- 1 blik (15 oz) wit hominien, gedreineer
- 1 blik (14 oz) tamaties in blokkies, ongedreineer
- 1 blik (28 oz) tamaties, gedreineer en gekap
- 1 blik (4 onse) heldergroen soetrissies

VOORBEREIDING

1. Meng al die bestanddele in 'n stadige kookplaat; Roer om al die bestanddele te kombineer. Bedek en kook op laag vir 7 tot 9 uur of op hoog vir 4 tot 4 1/2 uur.
2. Dit is bedoel vir 4 tot 6 mense.

die hoender is heerlik

INHOUD

- 6 tot 8 been- en vellose hoenderborsieshelftes
- suurlemoensap
- peper en sout na smaak
- selderysout of gekruide sout volgens jou smaak
- paprika na smaak
- 1 boks room van seldery sop
- 1 boks room sampioensop
- 1/3 glas droë witwyn
- Rasper Parmesaan na jou eie smaak
- Gekookte rys

VOORBEREIDING

1. Spoel die hoender uit; droog dit. Geur na smaak met suurlemoensap, sout, peper, selderysout en paprika. Plaas die hoender in die stadige kookplaat. In 'n medium bak, kombineer die sop met die wyn. Gooi oor die hoenderborsie. Sprinkel parmesaankaas oor. Bedek en kook oor lae hitte vir

6 tot 8 uur. Sit die hoendersous voor oor warm gekookte rys en rasper die Parmesaankaas.

2. Dit is bedoel vir 4 tot 6 mense.

Slow Cooker Hoender Enchiladas

INHOUD

- 1 pakkie. hoenderborsie (1 - 1 1/2 lbs)
- 1 potjie hoendersous
- 14 oz ingemaakte groen chiles, gekap
- 1 gekapte ui
- Mieliebrood
- Gerasperde kaas

VOORBEREIDING

1. Meng hoender, sous, groenrissie en gekapte ui in 'n stadige kookplaat; Bedek en kook op LAAG vir 5 tot 6 uur. Verwyder die hoender uit die sous en sny in skywe. Gooi die hoender en sous oor die mieliebrood. Sprinkel gerasperde kaas bo-oor en rol op. Plaas in 'n oondbak. Gooi die oortollige sous oor en sprinkel nog gerasperde kaas oor. Bak by 350°C vir ongeveer 15 tot 20 minute.
2. Dit is bedoel vir 4 tot 6 mense.

Hoender Las Vegas

INHOUD

- 6 ontbeende, vellose hoenderborsies
- 1 boks room sampioensop
- 1/2 koppie. suurroom
- 1 (6 oz.) fles gedroogde maalvleis

VOORBEREIDING

1. Meng die sop, suurroom en gebakte vleis. Rol die hoender in die mengsel, bedek goed; sit in pan. Gooi die oorblywende mengsel oor die hoender. Bedek en kook op LOW vir 5 tot 7 uur totdat die hoender sag maar nie droog is nie. Sit voor met warm gekookte rys of noedels.
2. Diens 6.

Slow Cooker Hoender Parisienne

INHOUD

- 6 tot 8 hoenderborsieshelftes
- sout, peper en paprika
- 1/2 glas droë witwyn
- 1 (10 1/2 oz.) room sampioensop
- 8 onse gesnyde sampioene
- 1 glas suurroom
-

1/4 koppie meel

VOORBEREIDING

1. Sprinkel die hoenderborsie met sout, peper en paprika. Plaas in slowcooker. Roer die wyn, sous en sampioene by tot goed gemeng. Gooi oor die hoender. Sprinkel rooipeper oor. Bedek en kook vir 6 tot 8 uur, of totdat die hoender sag maar nie droog is nie. Meng suurroom en meel; Voeg by die kasserol. Bak vir nog 20 minute tot deurwarm.
2. Sit voor saam met rys of noedels.
3. Dit is bedoel vir 6 tot 8 mense.

Hoender Reuben kasserol, Slow Cooker

INHOUD

- 32 onse suurkool (pot of sakkie), spoel af en dreineer
- 1 koppie Russiese sous
- 4 tot 6 beenlose, vellose hoenderborsieshelftes
- 1 eetlepel voorbereide mosterd
- 1 koppie gerasperde Switserse kaas of Monterey Jack

VOORBEREIDING

1. Plaas die helfte van die suurkool op die bodem van die bak. Gooi 1/3 koppie sous daaroor; Plaas 2 tot 3 hoenderborsies bo-op en smeer mosterd oor die hoender. Top met orige suurkool en hoenderborsie; Gooi nog 1/3 koppie sous daaroor en behou die oorblywende 1/3 koppie sous vir bediening.
2. Bedek en prut vir sowat 4 uur, of tot die hoender gaar en sag is. Sprinkel Switserse kaas oor en bak tot die kaas smelt.
3. Sit voor saam met die voorbereide sous.
4. Dit is bedoel vir 4 tot 6 mense.

Hoender met bosbessie

INHOUD

- 6 vel- en ontbeende hoenderborsies
- 1 klein ui gekap
- 1 koppie vars bosbessies
- 1 teelepel sout
- 1/4 teelepel gemaalde kaneel
- 1/4 teelepel gemaalde gemmer
- 3 eetlepels bruinsuiker of heuning
- 1 glas lemoensap
- Meng 3 eetlepels meel met 2 eetlepels koue water

VOORBEREIDING

1. Plaas al die bestanddele behalwe die meel- en watermengsel in 'n stadige kookplaat of pot. Bedek en kook tot hoender sag is, 6 tot 7 uur. Voeg vir die laaste 15 tot 20 minute die meelmengsel by en bak tot dit verdik. Proe en pas die geurmiddels aan.

2. vir 4 mense.

Hoender met Sous en Sous, Slow Cooker

INHOUD

- 1 pakkie (6 onse) gekruide vulselkrummels (stoofplaatvulselmengsel)
- 1 groot aartappel in klein blokkies gesny
- 1 bossie sprietuie, gekap
- 2 selderyribbetjies, gekap
- 1/2 glas water
- 3 eetlepels botter, verdeel
- 1 teelepel pluimvee geurmiddels, verdeel
- 1 tot 1 1/2 pond ontbeende hoenderdye of -borsies
- 1 fles (12 onse) hoendersous, soos Heinz Homestyle Chicken Gravy

VOORBEREIDING

1. In 'n liggies geoliede of gespuite pan, kombineer die aartappelblokkies, scallions, seldery, 2 eetlepels gesmelte botter, en 1/2 koppie water met die krummel bolaag. Sprinkel ongeveer 1/2

teelepel pluimvee geurmiddels oor. bo-vulsel met stukkies hoender; Bedruip met oorblywende botter en pluimvee geurmiddels. Gooi die sous oor die hoender. Bedek en kook oor lae hitte vir 6 tot 7 uur.

Hoender met pasta en gerookte gouda kaas

INHOUD

- 1 1/2 kilo hoender sonder been
- 2 klein zucchini, gehalveer en 1/8 duim dik gesny
- 1 pakkie hoendersousmengsel (sowat 1 oz.)
- 2 eetlepels water
- peper en sout na smaak
- verkieslik 'n knippie varsgemaalde neutmuskaat
- 8 ons gerookte Gouda kaas, gerasper
- 2 eetlepels ingedampte melk of ligte room
- 1 groot gekapte tamatie
- 4 koppies gaar pasta of klein skulpvispasta

VOORBEREIDING

1. Sny hoender in 1-duim blokkies; sit in pan. Voeg zucchini, sousmengsel, water en speserye by. Bedek en kook oor lae hitte vir 5 tot 6 uur. Voeg vir die laaste 20 minute of terwyl die pasta kook, die gerookte gouda-kaas, melk of room, en blokkies tamaties by die pot. Roer die gaar pasta by die warm mengsel.

2. Die hoenderresep is vir 4 mense.

Hoender met sampioene met pêrel uie, stadige kookplaat

INHOUD

- 4 tot 6 hoenderborsiehelftes sonder been, in 1-duim-stukke gesny
- 1 blik (10 3/4 onse) room van hoender of room van hoender en sampioen sop
- 8 onse gesnyde sampioene
- 1 sak (16 onse) bevrore pêrel-uie
- peper en sout na smaak
- gekapte pietersielie vir garnering

VOORBEREIDING

1. Was en droog die hoender. Sny in ongeveer 1/2- tot 1-duim-stukke en plaas in 'n groot bak. Voeg sous, sampioene en uie by; meng om te kombineer. Spuit die slowcooker met kooksproei.
2. Gooi die hoendermengsel in 'n oondbak en geur met sout en peper.
3. Bring tot prut en kook op LOW vir 6 tot 8 uur, roer so halfpad deur die kooktyd indien moontlik.
4. As jy wil, garneer met vars gekapte pietersielie en bedien met warm gekookte rys of aartappels.
5. Dit is bedoel vir 4 tot 6 mense.

Hoender met pynappel

INHOUD

- 1 tot 1 1/2 pond hoendervleis, in 1-duim-stukke gesny
- 2/3 koppie pynappelkonfyt
- 1 eetlepel plus 1 teelepel teriyaki sous
- Dun skywe gesny 2 knoffelhuisies
- 1 eetlepel gedroogde gekapte ui (of 1 bossie vars sprietuie, gekap)
- 1 eetlepel suurlemoensap
- 1/2 teelepel gemaalde gemmer
- warm rooi soetrissie na smaak
- 1 pakkie (10 onse) suiker-ertjies, ontdooi

VOORBEREIDING

1. Plaas die hoenderstukke in die stadige kookplaat/pot.
2. Meng konfyt, teriyaki-sous, knoffel, ui, suurlemoensap, gemmer en paprika; meng goed. Skep oor die hoender.

3. Bedek en kook oor lae hitte vir 6 tot 7 uur. Voeg die ertjies in die laaste 30 minute by.
4. vir 4 mense.

Country Captain Chicken

INHOUD

- 2 medium Granny Smith-appels, sonder skil en blokkies (ongeskil)
- 1/4 koppie fyngekapte ui
- 1 klein groen soetrissie, skoongemaak van pitte en fyn gekap
- 3 knoffelhuisies, fyngemaak
- 2 eetlepels rosyne of korente
- 2 tot 3 teelepels kerriepoeier
- 1 teelepel gemaalde gemmer
- 1/4 teelepel gemaalde paprika of na smaak
- 1 blikkie (sowat 14 1/2 oz.) tamaties in blokkies gesny
- 6 ontbeende, vellose hoenderborsies
- 1/2 koppie hoenderaftreksel
- 1 koppie verwerkte langkorrelige wit rys
- 1 pond medium tot groot garnale, dop en devein, ongekook, soos verlang
- 1/3 koppie gerasperde amandels
- kosher sout
- Gekapte pietersielie

VOORBEREIDING

1. In 'n 4- tot 6-liter stadige kookplaat, kombineer gekapte appel, ui, peper, knoffel, goue rosyne of korente, kerriepoeier, gemmer en gemaalde peper; meng die tamaties.
2. Plaas die hoender bo-op die tamatiemengsel, wat effens oorvleuel. Gooi die hoenderaftreksel oor die hoenderborsiehelftes. Bedek en kook op LAAG totdat die hoender sag is wanneer dit met 'n vurk deurboor word, sowat 4 tot 6 uur.
3. Plaas die hoender oor na 'n warm bord, bedek dit los en hou warm in die oond of warmlaai by 200 ° F.
4. Meng die rys by die kookvloeistof. Verhoog hitte tot hoog; Bedek en kook, roer een of twee keer, totdat die rys amper sag is, sowat 35 minute. Roer garnale by, indien gebruik; bedek en kook vir nog sowat 15 minute totdat die middel van die garnale ondeursigtig is; Sny om te toets.
5. Braai intussen die amandels in 'n klein kleefvrye pan oor matige hitte, roer af en toe, tot goudbruin. Los dit eenkant.
6. Sout die rysmengsel voor opdiening. Gooi op warm opdienbord; Rangskik die hoender bo-op. Sprinkel pietersielie en amandels oor.

Hoender en sampioene in die agterplaas

INHOUD

- 1 fles boeresous
- 4 tot 6 hoenderborsies
- 8 onse gesnyde sampioene
- peper en sout na smaak

VOORBEREIDING

1. Meng al die bestanddele; Bedek en kook oor lae hitte vir 6 tot 7 uur. Sit voor saam met rys of noedels.
2. Dit is bedoel vir 4 tot 6 mense.

hoender met bosbessie

INHOUD

- 2 kg ontbeende, vellose hoenderborsie
- 1/2 koppie gekapte ui
- 2 teelepels groente-olie
- 2 teelepels sout
- 1/2 teelepel gemaalde kaneel
- 1/4 teelepel gemaalde gemmer
- 1/8 teelepel gemaalde klapper
- rasper gemaalde piment
- 1 glas lemoensap
- 2 teelepels fyn gerasperde lemoenskil
- 2 koppies vars of bevrore bosbessies
- 1/4 koppie bruinsuiker

VOORBEREIDING

1. Verbruin die stukkies hoender en ui in olie; strooi sout oor.
2. Voeg die gebraaide hoender, ui en ander bestanddele by die pot.
3. Bedek en kook op LAAG vir 5 1/2 tot 7 uur.

4. Indien verkies, teen die einde van kook, verdik die sap met 'n mengsel van ongeveer 2 eetlepels mieliestysel gemeng met 2 eetlepels koue water.

5.

CPSIA information can be obtained
at www.ICGtesting.com
Printed in the USA
LVHW022318310323
743149LV00015B/1539

9 781783 813292